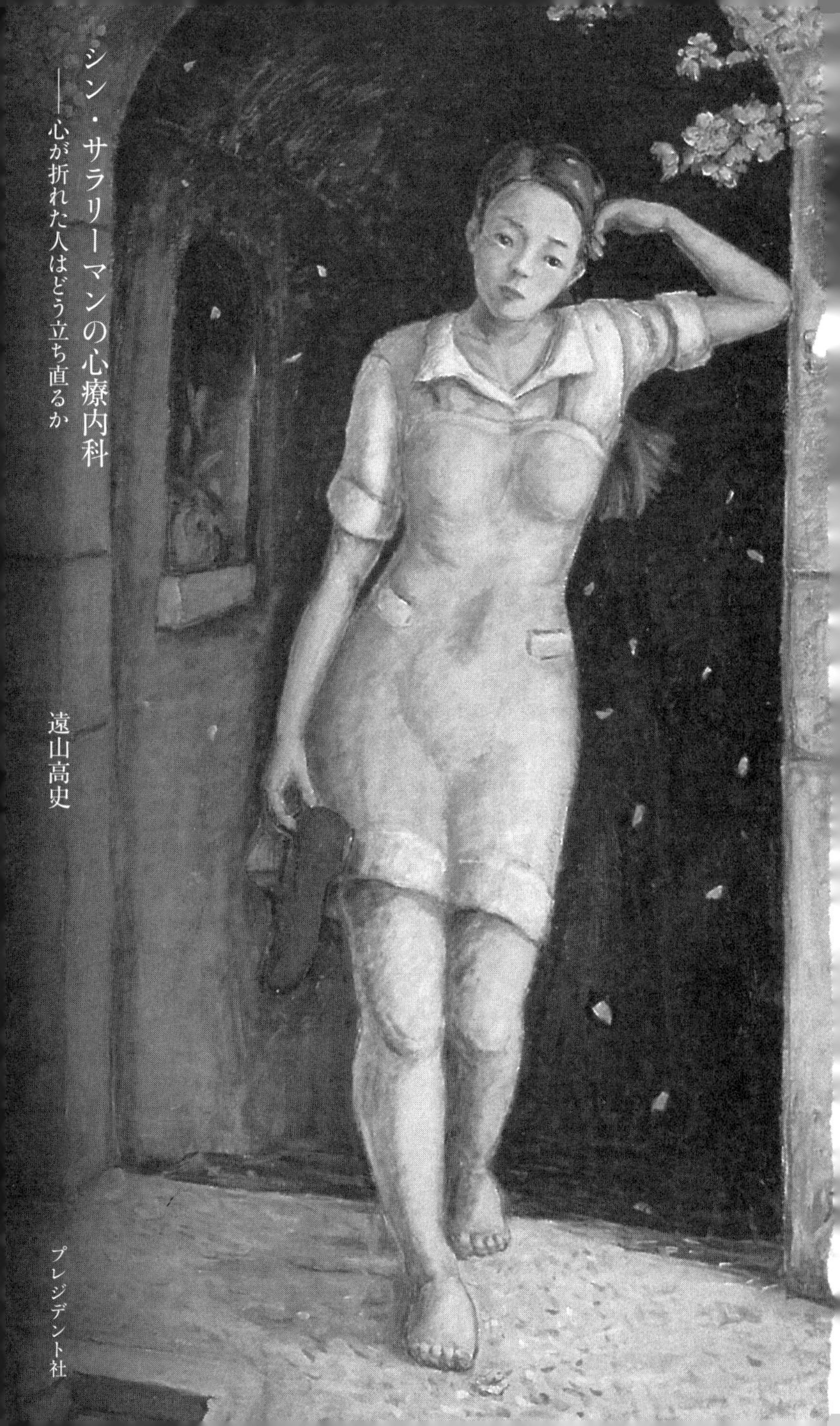

シン・サラリーマンの心療内科

——心が折れた人はどう立ち直るか

遠山高史

プレジデント社

はじめに　新型コロナで増加する強迫性障害

新型コロナのおかげで休みになっていた学校が、この7月あたりからようやく始まった。しかし、17歳の娘は、学校のトイレを使えなかった。便座にちょっとでも体の一部が触れただけで、身に着けているすべてが汚れたと思え、排泄を必死でこらえて帰宅する。玄関の取っ手をティッシュで覆いひねる。中に入ると、衣服を素早く脱ぎ捨てて、トイレに入り、風呂場に駆け込む。新しい下着を母親に持ってこさせる。そのあと学校に着ていった制服をほかに触れないように部屋の隅に下げ、カバンの中の携帯や教材を、アルコールで消毒する。寝る時も学校に着ていった制服にほかの物が触れないように気遣いながらベッドに入るが、気づかず触れたのではないかとの思いが頭を巡り寝付かれない。知らずに悪しきものに触れたのではと、確認作業の挙げ句に手洗いを繰り返す。宿題をやる余裕はない。睡眠不足で朝起きられない。遅刻する。

彼女は少し神経質と思わせる娘であったが、これまではかなり成績が良かった。しかし、ここにきて格段に成績が低下しだしたのを教師はいぶかった。

こういった些細な接触（実際に触れたかどうかわからずとも）にも過剰な不安を抱き、確認と洗浄作業をし、接触を極力避けるような行動をとる病態は強迫性障害の患者に多く認められる。コロナの蔓延以来、この傾向の人々は増大している様子である。触れずに生活を成り立たせるためには、非常に無駄でまわりくどい作業を要し、生活のほとんどはそれに支配され、他の生活内容は極端に貧しくなる。この病の治療は容易ではない。

学校のトイレの便座にコロナウイルスが付いている可能性は確かにゼ

ロではない。百に一つ、千に一つ、いや万に一つでも、いかにまれな確率でも、そのまれな一つに掛けて、どれほどエネルギー、時間を費やそうと、回避のための行動方針を立てる。この考えが、それ自体間違っているとはいえない。ただ、その行動の実効性が定かであろうとなかろうと一つ一つの細かい確認と回避作業を繰り返すよう駆り立てられる。

しかし、この細部へのこだわりは、今日的社会ではむしろ推奨されている。複雑高度な機械は一つ間違えれば大事故になるから、徹底的に細かいビス一つについても確認が必要である。薬の効能書きにはおびただしい注意が並べられ、めったにない副作用も書かれている。そのまれな副作用の記載があるために、かなりの効果が期待できる薬の採用も控えざるを得ないことが少なくない。最近の契約書の内容もほとんど形式的でしかないことにも言及され、それに従った無駄とも思われる対応を求められる。細部へのこだわりは社会全体を覆っているのである。

だからこの娘にこだわりすぎだなどという説得は通用しない。彼女はすでに細部に拘泥する強迫社会に侵食されているのである。これからも、強迫性障害の治療はかなり困難であることがおわかりいただけると思われる。実際、治療は完治を目指さず、現実との妥協点を探すように軽減を目指す。この治療方針は、ロックダウン下で、経済の疲弊をできるだけ少なくするために人の触れ合いをどこまで認めるか、の妥協点の模索とどこか重なってくる。

近代的社会は強迫的確認社会と思われる。先ごろますますその傾向が増している。なぜなら、近代を支えているサイエンスそのものが、さまざまな現象を細かく部分に分け、それぞれを分析して、部分から全体を把握しようとする手法（要素還元主義）をとっているからである。これは、当面の成果を得るにはよいが、長い視野からは全く違う結果を引き出す危険がある。

例えば、近代医学の画期的成果の一つであるペニシリンの発見は、当初目覚ましい成果を上げたが、ほどなくして耐性菌が発生し、その後次々と出現した耐性菌は抗生物質全体の使用を著しく複雑化させている。部分的な知識で自然を把握しようとすると、より多くの手間とエネルギーを必要とする結果を招きかねない。そこで、要素還元主義ではこういった欠点を避けるために、さらに、細かい事実を寄せ集め確かめるという方法をとっている。

ただ、それは、いたずらに細部の厳密さを求める強迫性障害の心性とあまり変わらない。結局、不必要な情報の増大を招きその削除に多大のエネルギーを必要とさせている。しかも、新型コロナウイルスはそういったことをいくら積み重ねても防げず、その隙間を縫って侵入してきた。そして、人と人との分断を図ることで、さらなる弊害を発生させようとしている。例えば、アフリカでは、ロックダウンがマラリアへの対応を阻害し、他の疫病への対策を遅らせ、事態をより複雑深刻化させている。

もはや新型コロナの制圧は難しく、戦うのではなく、自然のなせる業として、共存を図るべきだという識者は少なくない。それは、自然との妥協点を探してゆくということだろう。当面はそれしかないかもしれないが、そもそも、人類は自然との付き合い方を誤ってきたといえまいか。ＩＴを含め科学的手法で人類の繁栄は保ちうると勝手に思い込んでいたのではあるまいか。

コロナ後に必要なことは、これまでとは異なる自然とのかかわり方ではなかろうか。それには新しい哲学が必要であるかもしれない。私はその糸口が古き東洋の知恵の中に見出せると愚考している。このエッセイ集にはそのヒントになればよいという大それた思いも込められている。

目次

第2章 「共感力」が育たない社会

第3章　他者の不在が自我肥大を招く

第4章　免疫力を低下させる不安の源

第5章 カオスからの使徒、コロナウイルス

表紙／本扉・画　遠山高史
章扉・画　浅野照子

第1章

心療医院に列をなす〝悩める人々〟

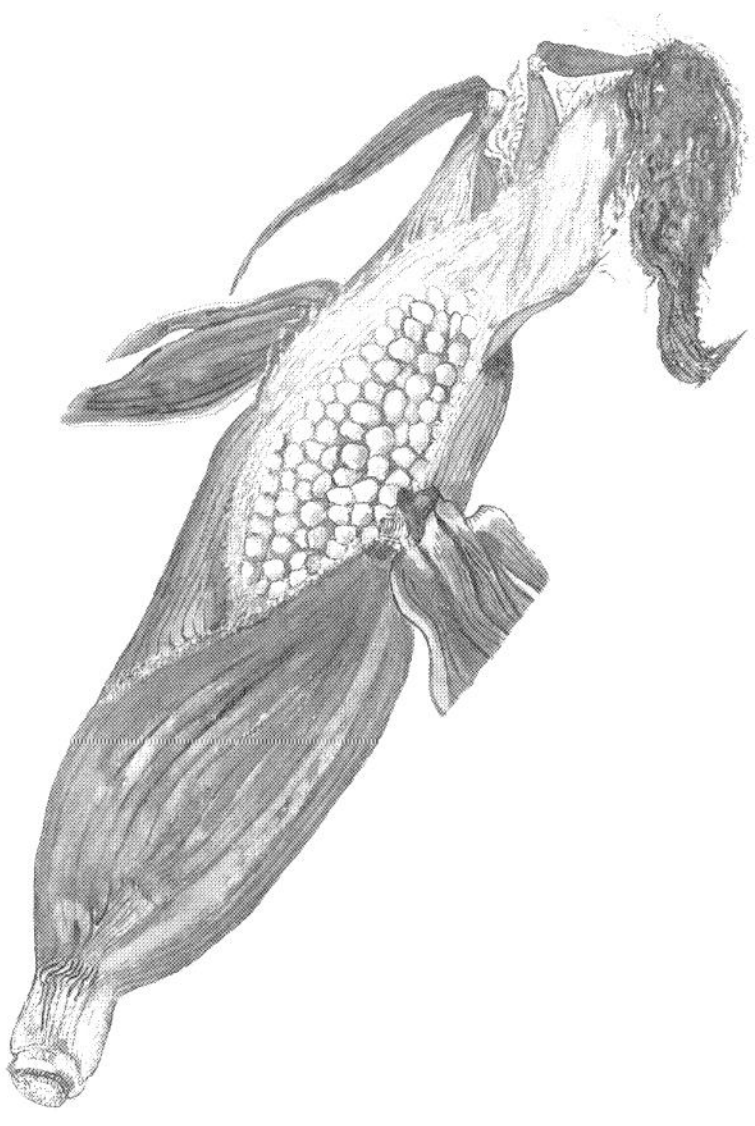

精神科医になるしかなかった

40年以上、精神病院で働いてきた。私と一緒に歳を取ってきた患者と別れ難いものがあり、定年退職後に街中に心療医院を開いた。心療医院とは精神医学的手法で心身の治療にあたる場所である。カーネル・サンダースは65歳で起業したというから、67歳の私もありかと、軽い気持ちで、古い患者（友人）と細々と付き合うつもりで、少し引っ込んだ住宅街に開院した。

小さいとはいえ精神科関連の医院となると、周辺住民の了解がないと開設許可は下りない。心配しつつ地域の役員の家に行くと「裏の家にもいるようなので、よろしく」と言われ、拍子抜けした。実際、開いてみると、予想を超えて悩める人々が押し寄せてきた。始めて3年に満たないが、1日50人くらいの患者が来る。週に1、2度手伝いの医者も来るが、ほとんどは一人で診療する。

例えば一人で働いて生活している間違いなく精神病の娘、子供の学費を稼ぐために残業して過労で死にたくなった父、ＰＴＡに責められて学校に行けなくなった若い教師、パラサイトのような男を養うためにダブルワークで疲弊している女性、不登校の子供に途方に暮れたシングルマザー、認知症の妻の介護に疲れいら立つ夫、夫のＤＶに悩み離婚を決意した2児の母、振り込め詐欺に遭って有り金を失った老齢女性……。こういった人々にマニュアル通りに薬を出して済ませることもできるが、一歩二歩踏み込むと、思いもかけない隠れた物語が現れ教科書的対応は役に立たず、軽い気持ちで乗り切ることもできない。

これまで精神病院の中にいる不幸な人々と付き合うことが多かったが、どうやら平和そうな街中にいる人々も辛い人生を生きているようなのだ。

そのあまりの多さに個々の資質とか責任に拠《よ》るとはとても言い切れず、世の中全体の変質によってもたらされた現象ではないかと、思えてくるのである。

実は私は精神科医になりたかったわけではない。学生時代は70年安保闘争の時代で、大学は大荒れだったけれど、エアポケットの中みたいに自由であった。授業にはほとんど出ず、さまざまなバイトの合間に、大学祭の実行委員や、アングラ劇団の公演をやり、テントを張って中でやる演劇の脚本を書いたりしていた。もちろん、はやりの学生運動にかかわり、演劇公演の看板と同じ乗りでアジ看板描きをやっていた。おかげで、3月の卒業を見送られてしまった。

7月になって、学生指導担当の整形外科の教授に呼び出され、「精神科医以外にはならない」という条件で卒業させると突然言い渡された。お前のような出来の悪い奴は精神科医にしかなれないと言いたいらしかった。はなはだしい偏見だが、私が学生運動の頭目であると勘違いし（興行主ではあったが）、追い出したかったようだ。

そんな風で私は精神科医になるしかなかった。たまに鬼の顔をした教授が卒業証書を丸めて私の顔に投げつけてくる夢を見るが、今では卒業させてくれたことに感謝している。そういった授業以外での経験が、その後の仕事の役に立った。何か楽しい時代でもあった。私も長く生きてきたほうだから、その昔と今とを比較して考察してもよさそうな気がする。私の医院に来る悩める人々を通して、今日の病んだ世相について考え、思い至ったことを、命のあるうちに筆を執ることにした。

課長の心の底に巣くう「鬼」

都心から少し離れた街中に心療医院を開いている。心療医院とは、精神医学的手法によりストレスなどによって心身が不調となった人の治療に当たる場所だが、その範疇《はんちゅう》に収まらないさまざまな人々がやって来ることは、前回述べた。

例えば、ある日1枚のハガキが届く。「最近になって私の中で、もう一人の私の声を感じるようになった。もう一人の人物は流血や破壊にあこがれ、日に日にそれは、強力な想念となっている。日中は、その思いをどうにか抑えられるが、夜、強い思いとなって、実際の行動に駆り立てようとしてくる。どうしたらよいか」という内容である。

似たような便りを、何らかの精神的問題を抱える人々から受け取ることは、精神科医にとって珍しいことではない。が、その送り主が42歳の、実際に働いている、一部上場のＩＴ関連会社の課長であることに暗然とする。妻と２人の子供がおり、一戸建てに住み、外目には申し分のない子煩悩の父親であり、ごく普通のサラリーマンである。その自我が解体に瀕し、攻撃衝動がまさに噴き出そうとしている様子がうかがえるのだ。課長の心の底に鬼が巣くい出し、いずれ、それと共鳴する、何かを求め始めるかもしれない。

こうした人の心に宿る鬼は、すでにネットの中で跳梁《ちょうりょう》しており、互いに共鳴している。もしかしたら課長の心に巣くう鬼は、それと呼応しながら肥大化してきたものかもしれない。思うに、ネットの中の鬼たちは、とうに実社会にも躍り出しており、昨今、世を震撼させているさまざまな事件は、ネットからの影響を色濃く受け、政治、経済、選挙にも影響を及ぼし始めている。これらは飛び出した鬼の仕業ではなかろうか。こうしたネットの「暗い力」を押しとどめることができるだろうか。鬼たちは、ネットの中を高速で移動し、たとえ一匹の鬼であっても一瞬にして無数のパソコンに入り込み、限りなくコピーを作り出すことができる。それは「心の壁」を容易に溶かし、無数の人々の心の中にやすやすと入り込む。

昔、田舎の祖母は、幼い私に「村はずれには鬼がいる。ただ、鬼は村の中までは入ってこねえから、そこから先には行くな」と諭したものである。60年も昔（私が小学5年の頃）、たいていの町には不良たちがたむろする場所があり、そこを通る子供はケンカをしかけられ、虐められたものだ。私には密かに好きだった同級生のパン屋の娘がいたが、その店は鬼のような不良がたむろする街はずれの向こうにあった。

ある日、私の思いは恐怖心を乗り越え、パン屋に向かった。行きは難を逃れ、現れた娘から大量のパンを買い込んだが、帰りに鬼たちに突き飛ばされ、パンは土まみれになった。帰宅すると母親の厳しい叱責にあったが、私は言い訳をせず、娘に心意気を示せたのが嬉しかった。擦りむいた足の痛みも感じなかったくらいだ。しかし、この体験の後、不良たちが怖くなくなった。それはリアルな体験だったから、鬼たちは私の心に入り込む余地はなく、支配することもなかったのだ。

村はずれの鬼には心意気次第で対抗することができるが、人の心に巣くう内なる鬼たちを退治するのは難しい。その鬼たちが、ネットを通じて共鳴し、増殖し、さまざまなスローガンや荒唐無稽《こうとうむけい》な理論の仮面をかぶって巧妙に人の心に侵入し、人を支配しつつあるように思える。

「安心安全」がうつ病を生む

定年で公立病院を辞め、３年前に都心から30分ほどのＪＲ駅近くに心療医院を開いた。毎日驚くほどたくさんの悩める人が訪ねてくる。開院してから数カ月で、医師も看護師も足りなくなった。心の悩みは人それぞれだが、最近ＷＨＯが、世界でうつ病を病む人が３億２０００万人を超え、10年前より18％増えたと発表した。アジアの途上国でもうつ病が急増しているそうだ。ご多分に漏れず、我が医院もうつ病が多い。

50歳ぐらいの暗い表情をした、航空機の整備会社のベテラン技術者がやって来た。彼は自分が整備した飛行機に乗れないことを非常に恥じていた。乗ろうとするとめまいや動悸、不安にかられるパニック発作が起きるようになっていたのだ。かかる有り様は乗る人にはなはだ失礼な話だから、誰にも言えない。死んでお詫びするしかない、と漏らす。この数カ月で5キロも痩せたが、それでも最近まで、何とか出勤していた。ところが、2日前に、ついに朝からめまいや動悸、不安の発作が起きるようになり、出社できなくなった。

少し以前に飛行場の中で運搬用の車を標識にぶつけてしまったことが、きっかけのようだ。破損はわずかで修理もいらない程度のものだったが、気分は激しく落ち込んだ。日頃は、飛行場内での運転を指導する立場であったが、あろうことか自分が事故ってしまったのだ。これが、ひどい自信の喪失につながった。自分が整備した飛行機に乗れなくなっていたことがばれるのではないかと不安にかられた。なぜ、些細な事故で落ち込むのか。もともと滅入りやすいタイプだから。そうした説明もあながち間違いではないが、かなり前から彼の精神は疲弊し切っていた。

食品や化粧品に異物が混ざれば、膨大な品物の回収作業だけでなく、すべてのラインの点検が必要になる。まして航空機の場合、ビス一つでも紛失すれば、点検作業は際限がない。1年ほど前に、修理工場から機密扱いの部品が盗まれるという事件があった。その時の捜索、点検、各機関への報告、謝罪に加え、再発予防の会議や現場確認、各種書類作成などに莫大な時間を費やした。当時修理のリーダーであった彼の睡眠時間は極限まで削られ、以前にも増して、おびただしい数の監視カメラが取り付けられることになった。持続する緊張と慢性的睡眠不足が、彼の精神を崖っぷちに追い込んだ。しかも、この地獄から、にわかに逃げ出す術がなく、彼はパニック発作を伴う消耗性うつ病と診断された。

パニック発作は単独でも起こるが、病理的にはうつ病とあまり変わらず、うつ病と併発することが多い。こういう人は、飛行機どころかおちおちエレベーターや電車にも乗れない。医学用語では「広場恐怖」というが、にわかに逃げ出せない場所にいると、自律神経の大混乱が起きるのだ。反対に速やかに逃げ出せる場合は、パニック発作は起きない。

文明社会に生きる人は交通手段として飛行機や電車に乗ることを免れない。そもそも、かのまじめな整備士は会社から逃げられるであろうか。彼は飛行機だけでなく、会社から逃げられないため、出社しようとするだけでパニック発作を起こすようになってしまった。文明とはさまざまなルールを決め、そのルールに従うことで安心安全を保障するものである。その一方で過度の安心安全の追求が、人々を逃げられない場所に縛りつけ、パニック発作を伴う消耗性うつ病へ追いやるのではないか。私にはそう思えてならないのだが。

飢えを知らない「ゲーム少年」

公立病院を停年で辞め、３年前に都心から30分ほどのＪＲ駅近くに心療医院を開いた。街中のクリニックは気安いからか、元いた病院より驚くほど雑多な悩みを抱えた人々がやって来る。無論子供たちも——。多くは学校に行かない引きこもりの子供たちだ。

中学1年生になったばかりの彼は、母親より大きな太った身体を持て余しているように見えた。祖母と母親が付き添ってきたが、熱があるわけでもないのに、母親の膝に頭をのせ、待合室の長椅子に寝そべって、しきりにゲームをやっていた。

中学校に入った途端に不登校になった。いじめに遭ったわけではなさそうだ。学校に行かない理由は、教師が気に入らないからだという。父親がクラス替えを求めたが、学校が受けてくれず、要求を通すために診断書を書いてくれと頼まれた。彼は、祖母とその娘である母親に溺愛され、遠くに赴任して滅多に帰らない父親との間に生まれた一人っ子だ。最近は自宅でもっぱらゲームに没頭しているそうだ。クラスを替えたら、本当に学校に行くだろうか。

祖母と母親は、すれっからしが多そうな公立小学校を嫌って、上品そうな私大の付属小学校に入学させることに成功した。その続きの中学に進学した矢先に不登校になった。母親が「宿題をしなさい」と言うと、部屋から出てこなくなる。ゲームを取り上げると「死ね！」と叫び、部屋の壁を蹴り始める。付属中学は進学校だから、同級生はみな部活か塾に通っている。彼は、そういった仲間についてゆけないのかもしれない。

何でも買ってくれる祖母と、有名私立小に通っていることを近所に自慢げに話す母親のもとで、彼はいつの間にか、自らを「王様」のように感じ始めたのかもしれない。

人は自分の顔を直接見ることができない。鏡を見ると己の顔がわかるが、人の心を映す鏡はなく、心は内側からしか見えない。詰まるところ、人は人と人との関係の中でしか、自分の姿を自覚できない。丁寧に話を聞くと、彼は同級生が恐いという。同級生はいじめたりしないが、彼が王様であることを認めないから、王様でない自分を見るのが恐いのだ。

昨今の教師は子供を滅多に叱らず、通信簿にマイナスの側面を書くこともしない。上からよいところだけを書くように言われるためだ。「うちの子が自殺したらどうしてくれる」と怒鳴りこむモンスターペアレンツにも懲り懲りだからだ。誰も叱ることのない存在、それが王様である。それは、瀟洒《しょうしゃ》なマンションの11階の一室でゲームの中の英雄と同化することで完璧に達成される。今、家の外で不適応を示す子供がおびただしい。親の育て方がよくない、教育が悪い、いじめのせいだ……。もっともらしい理由はいくらもあるが、彼らの多くが、心（脳）と身体が乖離《かいり》しているように感じられるのは、私だけだろうか。

ゲームに没頭する少年は、内心では学校に行きたいと思っていても、自ら行動しようとはしない。こうした子供たちの多くは、ものを作ったり片づけたりする日常のこまめな運動が非常に苦手である。かかる少年は肉を好み、際限なく食べ、よく太っている。大抵のことは祖母と母がやってくれるから、ほとんど動かず、何より飢えたことがない。動物行動学では「飢え」こそが脳と身体の結びつきを強め、困難な状況を乗り越える運動を生み出すことが常識になっている。人間だけ別世界の生き物ではあり得ない。

朝焼けと夕焼けの「赤」は違う

納期が迫るとSEは深夜まで仕事をしなければならない。24時間営業のコンビニの店長も突然休んだバイトの穴埋めで徹夜する。仮眠の取れない介護施設の夜勤職員。終電後に工事する鉄道会社の保線員。もちろん、放送局や新聞社も夜が非常に遅い。かかる仕事をする人々の睡眠リズムが狂いやすい。

イベントの舞台装置は、前夜にセットしなければならないし、映像制作スタッフは早朝深夜に街頭を歩き回る。航空券や深夜タクシーの手配に走るマネージャーは、タレントが寝ている時も居眠りできない。お受験を控え1カ月も学校を休んで夜10時まで塾通いをする小学6年生。その子を迎えに行く母親も、子供たちが帰ってから成績表や行事予定表を作る教員たちも、早く眠れない。飛び降り自殺が多いので窓を塞いだと噂される「不夜城」の某省で働く30代の職員。早朝勤務の後、家事をこなしてから、その日の最終バスの運転に出かける女性もいる。閉店後も帰れないスーパーやファミレスの現場責任者などなど、眠れない来院者の顔を思い浮かべたらきりがない。

彼らが眠りにつくのは、例外なく24時を回り、朝6時には起きなければならない。睡眠時間は、多めに見ても3〜4時間である。

「気力が急になくなった」「下痢や便秘がひどい」「低体温で冷える」「いらいらする」「頭痛やめまいがする」と、諸々の症状を訴え、さまざまな検査を受けるが、「異常なし」「心療内科に行け」と諭される。

訪ねてくる人たちは、初めは不眠を訴えないことが多いが、質のよい睡眠を7時間程度、しかもきちんと夜眠ると、ほとんどの症状が消える。そこで一番困るのは、たとえ早く帰宅しても、頭が冴えて24時を回らないと、寝付けなくなっていることだ。

人は安全と安心を求めて文明を高度化させてきたが、そのこと自体がせわしなく複雑な手続きを生み、些細なことに厳密さを求める大量の情報により、慢性的緊張を強いられる。緊張の持続は人々を過覚醒《かかくせい》状態に追いやり、質のよい眠りを奪う。

田舎の祖母は小さな私に言った。朝焼けと夕焼けの赤色の違いを知る娘は丈夫でよい嫁になる、と。清少納言も曙を愛でているが、日が沈むとともに寝て暁闇に起き、透明な闇を感じてこそ、日の出前の黒い街並みの上の澄んだルビー色に気づくことができる。引きこもったゲーム少年は朝寝て夕方起き、深夜コンビニに行くが、夕日の沈む時と日の出の空の赤色の違いがわからないだろう。

ある日、恋人に振られて落ち込んだパン屋で働く娘がやって来た。パン種の仕込みは朝が早い。だから、毎朝5時に起き、2キロの道のりを東のルビー色の空を眺めながら歩いて仕事場に向かうという。一方、SEの彼氏は深夜に帰り、朝は寝ているから、すれ違いが重なり、彼女への関心が希薄になったようである。おそらく彼氏は疲弊していたに違いないが、神が宿る暁闇に目覚め、２キロも歩く彼女の睡眠の質は、すこぶるよさそうである。「ルビー色の空は幸運の色だから、いずれよい出会いがある」と、祖母の話を脚色して話したら、薬なしで笑顔を取り戻した。もともと元気だったのだ。

１００年前は、アメリカ人も日本人も夜9時間寝ていた。「睡眠力は幸福力」と漫画家の水木しげるは言ったが、短く質の悪い睡眠しか取れず、寝るべき時に眠れない今どきの人々は１００年前より不幸である。悲しい哉、依存性のある睡眠薬を、しこたま飲み続けることになる。

均一な住宅街は生きづらい

長く団地の役員を務めてきた中堅企業の人事課長は、ある日自分が夜眠れず朝起き上がることができないことに気づいた。真面目な執着型で10命じられたら12こなすタイプで、使う側は都合がよいので、風当たりの強い管理職に抜擢された。彼は常にルールに忠実で、ゴミなどの処理にも神経を使い、団地の公園をうろつく不審者にも目を配る。自治会のルールを厳密化し、各戸に一定のノルマを課し、団地生活の均一化を進めた。

会社においては、残業代が出ない管理職なのに、職員の健康管理ややりがいある職場づくりに気を配り、さまざまなマニュアルを作り、遅くまで社内に残っていた。職場が慢性的な人手不足だったからでもある。

しかし、辞めていく若手社員は後を絶たず、自責の念にかられていた。窓口業務に雇った25人の新規採用者のうち３人が、クレーマー対応で体調を崩し、診断書を出して休職となり、さらに２人が半年もたたないうちに退職した。部長から人事担当として配慮が足りないと咎められ、激しく落ちこんだ。そして、初めて彼自身が診断書を受け取る立場から、提出する側に回ることになった。

彼は会社を長く休むことになったが、彼が最も苦痛に感じたのは、医師が勧めた日中の散歩だった。日中、彼が街を歩けば、団地内の顔見知りと、必ず出会う。働き者の自治会長であった彼が、仕事をしないでうろつけば、人さらいと怪しまれかねない。しかし、暗い顔をした、いい年の夫が、朝から家の中にいたら、たいていの妻はいら立つようになる。引きこもりっぱなしにもなれないのだ。

中流住宅街に住む家族は似通っていないだろうか。夫は毎朝会社に出かけ、せいぜい2人の子供の高い教育費のために妻もパートに出る。近隣との交流は少なく、コミュニティーは育たないが、生活様式やレベルはさほど違わない。私は似たような住宅が並ぶ住宅街や、こぎれいなマンション群が好きでない。そこではフーテンの寅さんは不審者と間違われるだろうし、疲れ果てた男たちが散歩することもできない。そこに住むには一定以上の収入が必要であり、秩序を守るのにもかなり神経を使う。そして、ひとたび、その枠から外れると、実に住みづらい街になってしまう。

私は偏差値の高い大学、ほとんど落ちこぼれが行く大学など、いくつかの非常勤講師を務めている。中でも、社会人枠を設けた短大の講師が楽しい。生徒層が均一でないからだ。ダメな夫と子供のために資格を得ようとしている主婦、会社で失敗して失職した中年男、キャバクラで働くシングルマザー、高校までは不登校だった若者、パニックでリストカットする娘。みな同じクラスメートである。

偏差値の高い均一な生徒で構成される大学は、出席率は半分ぐらいで2割ぐらいは期末試験に出てこないし、退学者も少なくない。一方、短大では生徒は予想以上に授業に出席し、試験も受ける。授業料は安くないが、それだけが出席率がよい理由ではあるまい。

そこでは落ちこぼれの大人が落ちこぼれそうな若者に人生を語り、キャバクラママは、元彼と今彼との間で悩む若い同級生の相談に乗ったりしている。多様さは格差を生じさせにくく、結構、生きやすいのだ。格差を減らすと称して均一を求めすぎると別の格差が生まれる。均一な住宅街は生きづらいのである。

幼稚な選良が生まれる理由

T衆議院議員の「暴言」による退場は、暴君と化したエリートのもとでストレスに耐え、怒りを殺して仕事をしてきた人たちに元気を与えたのではないか――。東大法学部を出ても、大人もどきの「子供」がいることがわかったからだ。自分は頭がよいと憚《はばか》らず言ってのけ、耳を覆う激高ぶりからも幼稚さが覗く。今どき録音されるであろうことに思い至らなかったのは、自己中心的で他人を舐めていたからだろう。おそらく、彼女は失敗したことがあまりなく、そういう意味で人生経験が足らず、大人になり切れなかったのである。厚労省キャリアになりハーバード大に留学しても、人が成長して大人になるのとは、話が別である。

私はすでにかなり高齢であるが、これまで致命的な失敗を犯すことなく、何とか潜り抜けてきたようだ。それは私が優秀であるというより、そもそも軽率なうえ、多くの失敗を重ねてきたからではないか。そんな気がしてならない。

例えば中学3年の時、運動神経のいい生徒会会長と副会長に唆《そそのか》されて、皆に気合を入れると叫んで、2階の理科室の窓から庭に飛びおりるパフォーマンスをした。先に降りた2人は無事に土の上に軟着陸したが、私はマンホールの蓋の上に降り、足を骨折した。その格好の悪さは、私の心に生涯癒えぬ傷を残した。「ツキ」に見放された私は高校受験をしくじり、その後も試験に一発で合格したことがない。それでもしぶとく生き延びたお陰で、何とか医者にはなれた。

歳月がたった後、医学論文を書くために語学試験なるものに挑戦したことがある。これまですべての試験に1度も落ちたことのない同僚と受験に臨んだ。人生の道すがら、どうにも敵わない頭のいい奴に出くわすことがある。彼は常に私の先を行く俊才だった。ところが、当日の試験問題は予告なしに2倍の分量の英文が出題され、例年と同じ制限時間で解かなければならなかった。大した語学力がない私は、ハナから訳していたら追いつかないので、思い切って斜め読みして、6割の水準を狙った。結果、劣等生の私が通り、秀才は人生初めて苦杯を舐めた。彼は最初から丁寧に訳していったため、時間切れで6割に到達しなかったのだ。

彼は、なぜ、状況に合わせて作戦を変えなかったのか。これまで1度も試験に落ちたことがなかったからではないか。自信家の彼はひどく落ち込み、私ごときが合格した試験に落ちたことが許せなかったようだ。以来、私より何倍も早く論文を書けるはずの同僚が、英語論文に挑戦することはなかった。1年後に同じ試験を受ければいいのにと思うのだが、プライドの高い秀才の心には、大人になり切れない、意固地な子供っぽさが宿っていたのではないか。

幼き頃、田舎の祖母に、どうしたら大人になれるか、聞いたことがある。「失敗するたびに大人になれるが、失敗した後で何もしねえなら、子供のままだ」と言われたのを覚えている。

突然、鬼のように怒りを爆発させる行動は、精神的な疾病もありえるが、状況に合わせて制御できるなら病気とは言わない。しかし、往々にして人は権力を握ると、時と場合を無視して、怒りを発散し始める。権力者は、あらゆる失敗を他人のせいにできるからだ。そして、どんどん子供っぽくなってゆく。いずれ修復不能な失敗を招き、すべてを失うほどの致命傷を負うことになる。

集団の結束を高める〝最適なサイズ〟

今回は医者の話をしよう。医者には変わった人間が多い。医者の私が言うのだから本当だ。特に、成績ファーストの教育の中で、相手をおもんぱかることの薄い人間でも、成績次第でなれる職業だ。なってしまえばこっちのものだから、頭を下げることの嫌いな人間、協調することの嫌いな人間が、もっぱらなりたがる。

この傾向は、裏返せば人間嫌いが集まりやすい職種といえる。臨床医は患者と付き合う仕事だから、人間嫌いでは困る。が、医師不足のご時世だから、少々変わった人間でも雇わないわけにはいかない。患者を診ずに鑑定書ばかり書きたがる医師や、患者の選り好みが激しい医師、出張ばかりしている医師、権力的に振る舞う医師、さらには救急患者をすぐに診ようとしない医師までいろいろいる。こういった輩をうまく使えるかが、ある日突然、自治体の病院長を任された私の関門となった。

サッカーや野球では均一な能力の選手を集めるより、多様な能力の選手で構成することが、強いチームの条件であろう。しかし、それには監督が選手を自由に選べるという前提が付く。医師という尊大な技術者集団におけるメンバーチェンジは至難の業だ。自治体病院の医師は公務員でもあり、身分保証に守られ、病院長の人事権は無きに等しい。犯罪でも起こさない限り辞めさせられず、異動させる権限もない。

病院長に許された唯一の権限は、医師を採用することであった。ならば、円満な人格の医師を雇えばよい。ところが、よい医師はどこでも厚遇されるから、雇用市場に出回らない。医師の人件費は高く、給料分働いてくれるかが問われてくる。

考えた末、私はリスクを冒し、唯一の権限を使って医師を雇い入れた。

個々の能力はさておき、自治体病院のサイズを念頭に医師を増やしたのである。集団には常に適正なサイズというものがあるが、そのサイズについてきちんと論じた経営学の本に出合ったことがない。それでも医師がダイナミックに交流しながら、病院の機能を高めるには2倍の医師が必要だと、私には思われた。

事務当局は危惧したが、私の責任において採用を急いだ。しかも、医師同士の交流を密にするため医局を拡散させず、病院情報の中枢を一つにまとめた。彼らにしばしば認められる協調性の欠如を封じるために、物理的距離を狭め、交流を促したのである。嫌でも医師同士が触れ合うようになれば集団のダイナミズムが働き、技術的交流も進み、互いに影響しあうようになる。働かない医師もそこそこ働くようになり、権力的な医師も強引さを引っ込め、つまらぬ会議を繰り返すより、よほど集団の結束を生むことに成功したようである。医師たちの当直回数は激減し、日中の外来業務も多くこなせるようになった。結果として私の在任中、医師の人件費を差し引いても、病院発足以来最高の収益を達成できた。

　同じ目的を達成する場合でも、取り巻く状況も集団のサイズも異なり、個々の要素は全体からの影響を受けて変化する。サイズは大きければよいものでも、小さければよいものでもない。グローバル化が進んだ昨今、人はことさら細部を厳密化し、固定化した基準に縛られていないか。全体のサイズ次第で細部が多様に変化するという自然の摂理を忘れているのだ。人の世は流れに浮かぶ渦のようなものであり、その時々に最適なサイズがあるものだ。

第2章

「共感力」が育たない社会

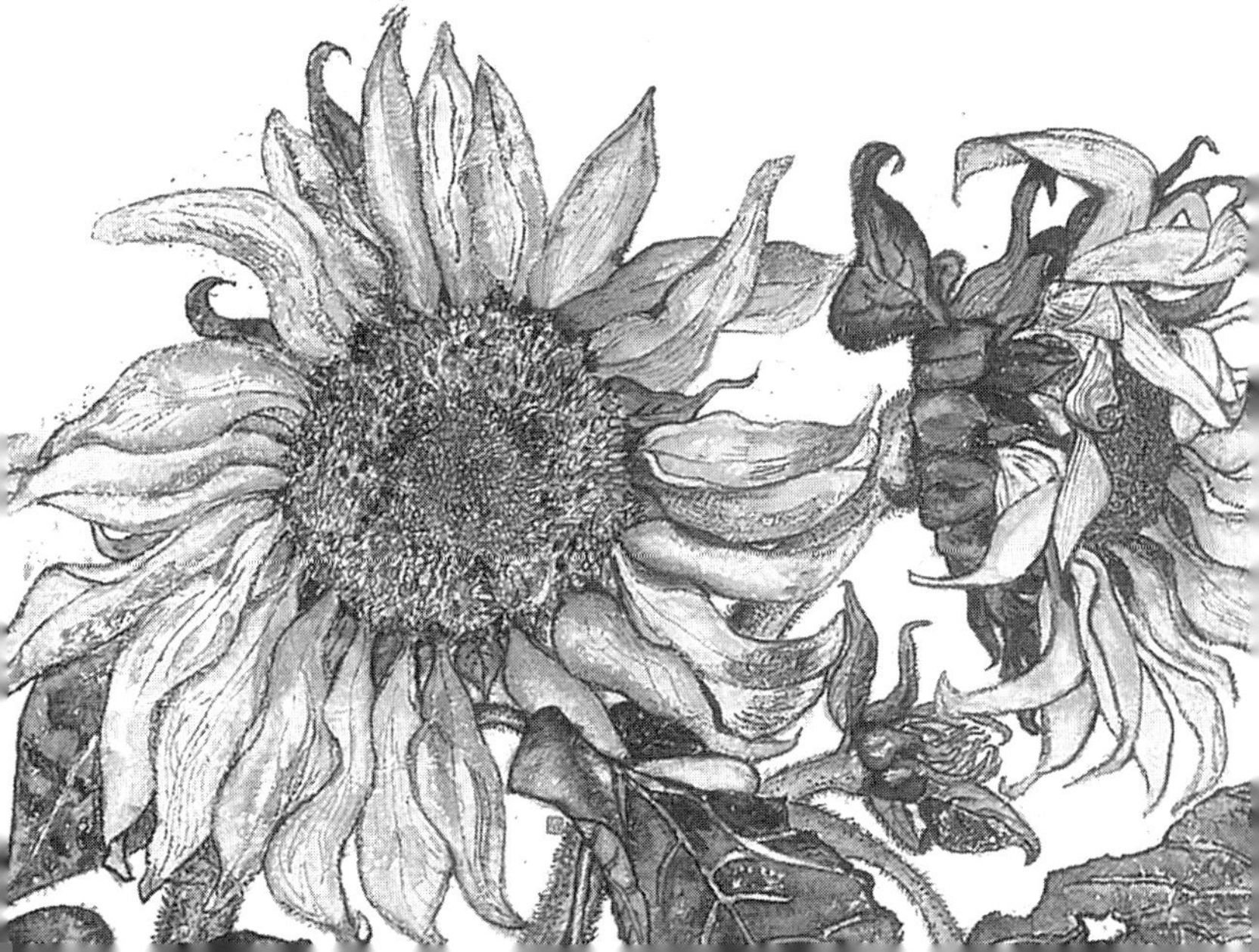

「ノー」と言えぬ若者の自我

若い男性の小学校教師が、出勤しようとすると吐き気や頭痛を催すとの訴えで通ってくる。彼は学校の倫理研究班に所属し、どのような倫理教育をすべきかを研究して発表するよう、リーダー格の40歳くらいの女性教師から命じられていた。本来の教職と離れた研究活動だが、彼が勤める小学校は地域のモデル校として指導的な役割を求められていたから、引き受けないわけにはいかなかった。

しかし、何度研究論文を提出しても女性リーダーは書き直しを命じてきた。彼女の意に沿う内容でなければ受け入れない様子だった。彼女は、これまで教育委員会や文部科学省の依頼に応じ、さまざまな研究を手掛け、自らの評価を上げてきた。

ところが、そのほとんどの実務を、彼女は彼に押し付けてきた。そもそも勤務時間外に行う研究活動だから、上級官庁の依頼とはいえ、理由を付けて断る学校はいくらもある。彼も「ノー」と言えばいいのだが、どこか母親にも似た強いリーダーに逆らうことができなかった。

病を跳ね返す力にはいろいろあるが、ウイルスや細菌への抵抗力、怪我からの回復力、癌細胞を排除し抑え込む力などをひっくるめて免疫と呼ぶ。免疫とは侵襲《しんしゅう》してくる、何がしかの力を押し返し、ノーという作用を言う。当然、心の病にも免疫というべき働きがある。さまざまなストレスへの抵抗力、回復力が弱まると、些細なことで人は死にたくなるかもしれないし、逃げ出したくなるかもしれない。こうした心の免疫を担うのは、知識とか感情というものを包む自我というものである。

自我とは精神の「皮」の部分であり、幼少期から他者との触れ合いの中で、自己と他者を分かつものとして育まれ、強化されていく。そもそも人の脳は群れて生きるように設計されており、その他者と共感しなければならない。例えば二つの楽器がそれぞれ独立した音色を出さなければハモれないように、自己と他者を区分けしておかねば共感は成り立たない。つまり、精神の皮として自他を識別する自我が欠かせないのだ。言葉を換えれば、自我とは、他者との共感とせめぎあいの中で、自己を守るためのノーという力でもある。

押しなべて若者はノーと言うことに長けているとは思えない。そもそも「引きこもり」はノーの意思表示ではないし、ノーと言ったら虐められるのではないかと恐れ、危険を避けることで引きこもりは起こる。闇雲な拒絶反応も、ノーを突き付けることとは違う。むしろきちんとした人間関係が作れないため、ひたすら他者を避けるのである。また、ノーと言えずに相手に呑み込まれてしまうと過剰適応に陥ることもある。怪しげな取引の保証人になったり、悪事の共犯者になりかねない。何でも引き受けてしまうのは、ノーと言う勇気を欠いていることである。

最近の若者がきちんとノーと言えなくなっているのは、群れの体験の希薄化と、自我の壁に穴を開けるネット社会によるだろう。動物としての人間と機械としてのパソコンに共感はあり得ない。なぜなら機械には自我がないからである。そこにあるのは「疑似自我」であり、それを自我と錯覚した若者は、知らぬ間に自我の扉を緩めてしまう。だからおよそ人が考える悪しきことのすべてがネットから流れ出る。文科省が計画している倫理教育ではこれを止めることはできない。少子化とネット社会での自我の鍛え方はまだ日本の教科書には書かれていない。

「土の匂い」がしなくなった日本人

その女性は土の匂いがした。きりっとした顔の輪郭、くっきりした二重の光る目。強い意志を示す真一文字の口元。浅黒いが、艶やかできめの細かい張りのある肌が印象的だ。日本のタレントたちとは異なる仏像を思わせる美人である。対照的に、灰色の暗い顔をし、消耗した30過ぎの日本人の男。彼女は男より10歳以上も若いベトナム人の妻であった。

ベトナムはもともと草木の茂る深い森の国であり、そこに住む人々は生の自然と調和して生きてきた。農薬や化学物質に触れることも少なく、しかし土にまみれ、動物と触れ合い、人も群れ合いながら暮らし、時に厳しい飢えにも耐え、森の恵み、土の恵みを摂取してきた。こうした生き方が心身の免疫力を高め、彼女のような健康な肌や強い意志力の源になっていることを私は疑っていない。人間の身体は自然の一部にほかならず、外の自然と呼応する生き方が良いに決まっているのだ。

しかし今どきの日本では人と自然の間に人工的な文明が介在し、直接触れ合うことを遮っている。文明の説くさまざまな知識は自然の本質を示すどころか、むしろ歪めていることが多い。例えば、あまりに綺麗な環境に育つとアレルギー疾患になりやすいことは証明されているが、過度の清潔志向はいまだ続いている。子供の精神的成育にとって、母乳はミルクにはるかに勝るが、偏ったデータからミルクで育てることが勧められた時代もあった。そういった文明の浅い知識が、人間の身体だけでなく精神的な発達をも弱めるように働き、今そのツケが来ているように思えてならない。

多くの引きこもりがちの子供や社会適応に困難を感じる若者に、ある共通した印象がある。身体という自然と、外の自然との乖離である。いわば、自然から遠い生き方をしてきた様子がうかがえるのである。

彼らはさまざまな不安を訴えるが、さりとて、そこに身を切られるような焦りとか切迫感があるわけではない。好奇心が希薄なのは、飢えた経験がないせいか。一方、食べ物の好き嫌いが激しく、ゲームやネットに浸り、日がな過ごしている。いじめやパワハラを受けた様子もなく、ごく普通の家庭の出がほとんどである。身体の検査では異常は出ないものの、著しい心身の易疲労性《いひろうせい》を示すことが多く、何よりぎらぎらする情念を欠いている。

山間部の貧しい少女を見初めた豊かな国の技術者は、気持ちを落ち込ませ、今その娘に連れられクリニックにやってきた。彼は日本企業のSEとしてベトナムの山間部に赴任していた。都会の瀟洒で清潔なマンションで育ち、遅くまで塾に通い、一流大学を出ている。ただ、食事の制限が多い深刻なアトピー性皮膚炎を患っていて、ステロイド剤の使用も長く行ってきた。その彼にとって、自然に包まれた環境での生活は耐え難いようだった。

戦後どさくさ派の私は、そういった環境が好きである。いつも腹を空かせながら原っぱで穴を掘り、戦争ごっこをし、上がり湯のないドブのような銭湯の湯で泳ぎ、尿をし、飲み込んでいた。母の郷里に米をもらいに、上野からＳＬに乗った。ＳＬのトイレは垂れ流しで、窓から顔を出す私の頬に、何やら冷たいしずくが飛んできたものだが、それを舐めた私の身に、異変はなかった。今までのところさしたるアレルギーもなく気持ちをへこますこともない。

「離散的社会」の孤独な少女たち

日本中の至る所で祀られている十一面観音は、さまざまな感情を十一個の顔で表現している。観音がさまざまな表情や感情を持つことに不思議を感じないのは、人もいろいろな感情を抱くことを意識せずとも知っているからである。

「自殺したい」あるいは「人を殺したい」という気持ちも、人は心のどこかに宿している。そうした感情が意識に上ることを防いでいるのは、人と人との交流であり、相互に共感する力である。それは、群れて生きることで発達させてきた人類の能力でもある。悪しき心が表面に現れることを制御しているのは、自分一人の力ではなく、互いに共感し合う「群れ」の力なのである。

自殺する人々は、その少し前に何らかのリアルな関係の喪失を経験していることが多い。もちろん一つの喪失体験で簡単に死ぬものではないのは、人の関係が重層的に、さまざまな絆で結ばれ、共感し合うことで死への衝動が抑制されるからである。言い換えれば、人との関係の希薄な人ほど、一つの喪失体験でも死への衝動が喚起されやすい。

自殺者は統計では減少しているかに見えるが、「死にたい」という思いを抱く人々は増加しているのではないか。私の診療場面でも、そういう人々が増えている。核家族化や少子化は、人との共感力を育みにくい。個人を過剰に重視する傾向も共感力を遠ざけやすい。人と人との交流が少ないほうが気楽だ、ネットのほうが気楽だという人が増えている。

再三指摘してきたが、ネットは共感力を育まない。共感し合うためには、相互に交わすさまざまな情報の重み付けが一致していなければならず、一致させるためにはリアルな交流が欠かせない。自分の衝動や欲求を抑えねばならない分、エネルギーがいる。それは大きな力となる一方で、面倒で骨の折れる作業でもあるのだ。

仮想空間の中では、情報の重み付けは自分の思い込みだけでできてしまう。悪しき衝動を制御し我慢するエネルギーもいらない。画面の向こうの人間は「なりすまし」かもしれないが、その言葉を信じないより信じるほうが楽だ。かくして、己の衝動が望む思い込みに従ってしまう。「一緒に死のう」と言われれば、孤独な魂ほど死への衝動に容易に突き動かされやすい。

1997年3月26日、アメリカ・サンディエゴで起きたカルト教団「天国の門」の39人集団自殺事件も、村社会的な群れを嫌う離散的なアメリカ社会のスキを突き、ネットで死を煽《あお》った結果ではなかろうか。相次ぐ銃乱射事件も、銃の問題よりアメリカの離散的社会のせいではないか。密着した人間関係の中で育まれる共感力によって、殺人衝動も抑えられるが、今のアメリカに昔の東洋的社会のような人と人との密着性が育っているとは思えない。

今の日本社会は明らかに離散的である。そういった社会から自殺願望を持った9人の女性を死に至らしめた座間の殺人鬼も現れたように思う。定職もなく、孤独な生活者に、殺人を制御する「惰性」は育まれにくい。それには人と人との共感が必要だからだ。SNSでやすやすと8人もの少女たちを呼び寄せられたのも、ネットが離散的社会の孤独な少女たちの衝動を引き出したからであろう。人の脳が、特に抑制系の新皮質が他の動物より発達したのは、集団生活を営むうえで必要な共感、衝動の制御という「抑制力」がより必要であったからという説を私は信じている。

未来を言い当てる統合失調症者

アメリカ大陸を発見したコロンブスのパトロンであったスペイン女王イサベル1世の次女、ファナ・ラ・ロカは、統合失調症であったと伝えられる。幻覚や妄想に操られ、何をするかわからない恐ろしい病気と思われやすいが、彼女が女王に在位した頃がスペインの歴史上、最もよく統治されていたと、ゴヤの研究で有名な堀田善衛が言っていた。

王家には、この病に陥る人々が少なくない。この病になりやすい人々はどこか神に近い雰囲気を醸《かも》し、発する言葉も超越的であることが多い。ただ、疲れやすく過敏な魂の持ち主であることが多く、失調しやすい。そして失調すると幻覚や妄想が出現し、病とされる。

対人的な緊張の少ない環境では大きな失調をせず生き抜いていけるこ

とがあり、社会の片隅で密かに生き抜くこともまれではない。それでも統合失調症という病のイメージは決して良いものではない。それは、何か物騒な事件に関連した時にしか語られないからというより、むしろ人々が触れたくないと考えているほうが正しいかもしれない。この病は心が解体することで発症するが、そのことへの人々の恐れからかもしれない。

　それにしても、この病に陥る人は極めて多い。私はある瀟洒な家に往診する。診察をし、疾病であることを確認しないと傷病手当金や年金などの受給ができないが、そこの主人が退職してからも、どうしても病院に来ないからである。主人は居間の椅子に終日じっと座り、ひげを伸び放題にし、ほとんど入浴もせず、時々にやりと笑うが、話をしない。

　この家の住所を確かめたところ、知人の別居中の妻が通りを挟んだ向かいに一人で住んでいることがわかった。その彼女は隣家から怪しげな光を当てられて体を悪くしていると、内科や外科を頻繁に受診していたが、精神科には決して近づかなかった。彼女が妄想型統合失調症であることは間違いなさそうだった。

話はこれで終わらず、彼女が「怪しげな光を当ててくる」と妄想する隣家の住人も、40歳近い引きこもった男であることを私は知っていた。以前、父親から相談があったからである。彼は日がな売れない小説を書き、家族とも誰とも交流せず、夜になるとサングラスをかけ、分厚い外套を着て街に出てゆくという。やはり父親の話から統合失調症に近い状態と思われた。

わずか5、6軒の住宅に、3人ものこの病らしき人が住んでいて、いずれも自ら病院には来ていないが、密かに生きている。そもそも、この病は何万年も前から存在し、今日まで淘汰されることなく人類の中に発現している。この病に陥りやすい人は、その過敏さゆえ、占い師や預言者を生業とすることが多く、その能力を人類は必要としてきたのかもしれない。心が解体しそうなその一瞬、その危うい立ち位置は、予測不能な未来に起こる微かな予兆の振動をキャッチしやすいのかもしれない。その時発せられる苦しげな警告は、時に多くの人々を救うことにつながることもあるのではなかろうか。

統合失調症者の荒唐無稽といわれる言葉の中に、未来の災厄が予言されていたという伝説も少なくない。そういえば私が診療している盲目の統合失調症の女性は、この頃不安定となり混乱の度を強めているが、しきりと戦争への不安を訴えるようになっている。

終電の席を奪ったゲーム青年

終電に近い電車に乗った時のことである。家に着く頃には零時を回るであろう。それでも結構な混みようであった。空いた吊り革を摑むと、座席の上で反り返り、あんぐり口を開けて眠る若い娘の前に立つことになった。ケータイが手からずり落ちそうだが、迂闊《うかつ》に女性の体に触れられないので、カバンの端で押し戻したところ、娘は目を覚ました。ふとこちらと目が合った途端、ガバッと立ち上がり、私に席を譲ろうとした。くたびれ果てた表情だ。

私は丁重に断ったが、驚いたのはこのやり取りのわずかな間、一瞬空いた座席に、傍に立っていた若い男がさっと座り、すぐさまゲームに耽《ふけ》りだしたことである。くたびれていても、なおも年寄りに席を譲ろうとした娘と老人を一顧だにせず、隙を突いて座った彼も、同じくくたびれていたのであろうか。私と目を合わせることはなく、俯いてケータイを操作し続けていた。

若者を雇用すると10人のうち7人が数年以内に辞めてしまう、とある事業主が嘆いていた。最近の若者はどこかひ弱なタイプと過剰に真面目なタイプがいて、ひ弱なタイプはこまめな動きが苦手で性格が過敏であることが多く、叱責されただけで出勤してこなくなったりするという。過剰に真面目なタイプは必要な事柄の重みづけが苦手で、網羅的にやろうとするので徒《いたずら》に労働時間が延び、疲れ果ててしまいやすいようである。

もちろん少々怒鳴られてもへこたれず、ストレートばかり投げるのではなく、わざと力を抜いたボール球を投げて空振りを取れるタフで器用な若者もいるが、あまり多くないと思える。だからこそ、世の親たちは、自分の子が受験の勝者になれば人生のアドバンテージが得られると考え、小さい頃から習い事や塾通いをさせるのだろう。とはいえ、試験勉強では、想定外の事象への適応能力は育ちにくい。言い換えれば、学校教育というレールに乗って、答えが必ず想定の範囲にある「試験というゲーム」に勝ち抜いてきた人ほど、想定されない事象に満ちた社会に出た途端、自分で答えを出せず、途方に暮れ、失調しやすくなるということである。

いずれにせよ、若い男女の立ち居振る舞いが、今時の若者の危うさを物語っているように思えてならない。席を奪った青年は、行き詰まって失職でもすれば、反社会的傾向を帯びやすくなるかもしれない。若い女性は、消耗し切ると自殺衝動が起きやすくなるかもしれない。それに引き換え、私を含め老人たちは、かなり元気である。膨大に費やされる老人の医療費の額を見ても、その恩恵を受けている老人たちが元気でないほうがおかしいのだ。観光地の行く先々で出会うのは、結構な額の年金で暮らす人たちである。自分たちも負担してきたのだから当然の権利だというのかもしれないが、すでに老人たちの福利を支えるために、見えざる負担が若者にかかり始めているのではないか。

古い個体が長生きすると若い個体がひ弱になりやすいことは、生物学的にはよく観察されることである。私は若者に席を譲られたら断ることにしているが、おかげで徒に席を失った件の娘は悔しさをにじませ「せっかくお譲りしたのになぜ断ったのですか」と、食い下がってきた。「男の子はレディーを立たせたりはしないものさ」と、座っている青年に聞こえるようオールドボーイは言ったけれど聞こえただろうか。

電子化が面倒な仕事を作る

いまや病院は電子カルテばやりである。しかし、画像や数値データだけではなく、生身の人間についての表現が必要な精神医療には、紙カルテのほうが向いている。

かつて自治体病院の病院長であった頃、電子化せよとのお達しがあり、同列の病院はすべて電子カルテを採用したが、私一人反対した。理由は、精神科の治療には、患者との関係を軸にして、相互に働きかけながら、より良い方向に「ともに進む」といった治療構造が欠かせないからだ。カウンセリングや精神分析も同じで、いわば患者と治療者は、螺旋運動をしながら、ともに進んでいく。これには紙を使った診療のほうが優れている。

電子カルテが出始めた頃、医師はディスプレイばかり見て、患者の顔を診ないとよく言われたものだが、技術が進んだ今でも、医師は検査データばかり注視する傾向が強い。入力に気を取られ、目の前の患者とのやり取りが二の次になりやすい。

不思議と、紙カルテではそれが起きにくい。紙に書く時は、患者について写真や録音機のように記録することはむしろ難しく、治療者の投げかけに対して患者が示す表情や振る舞いをベースに、脳が情報処理をし、要点を手で紙に書きつける。しかし、電子カルテでは、ディスプレイを見ながら、事前の情報処理を行うことなく、そのまま打ち込むことが多い。医師もまるで自分がパソコンになったかのように一方的に患者に断言したりして、相互の螺旋的関係が生じにくくなるのだ。

さらに、電子カルテの入力情報は、重みづけがなく網羅的で、重要な情報を探し出すのに長い時間を要する。私は現在、「病院実地指導」なる仕事を請け負っているが、紙カルテを使っている病院では、必要な情報が、短時間で容易に拾い出せるので指導がしやすい。これが電子カルテとなると、相当長い時間をかけてディスプレイの中を彷徨《さまよ》い続けなければならないのである。ほとんど不要と思える情報や、同じような情報の繰り返しが溢れ、職員に聞いても、自分の書き込んだ情報以外のことはわからないため、簡単には答えが出てこない。昨今、どこかの省庁が「探したけれどありません」と言っておきながら、後で探したら出てきましたというのも、電子化のせいではなかろうか。そんな気がする。

生身の人間を表現するのに、まだＩＴは十分な役割を果たせそうにない。大量処理や決まった目的の処理、破壊という直線的な作業を行う兵器などには向くが、自然という変化する流動的な事象には、結局大味な答えしか出せない。スーパーコンピューターを駆使した天気予報がピンポイントで当たらないのも、自然の予測不能性を把握しきれないからである。

私は予測不能な自然も、自然が生んだ生き物も、螺旋《らせん》的な経過を辿ると信じている。ダーウィンは、植物が螺旋運動をすることを発見した。ＤＮＡも螺旋であり、最も美しいといわれるフィボナッチ数列も螺旋を表現している。螺旋こそが生成のための基本原理であり最高の効率を示すからに違いない。

ところが、ＩＴは螺旋を十分に取り扱えないばかりか、多くの無駄を生み出している。私のクリニックも医事会計はＩＴ処理が法制化されており、仕方なく、たくさんのパソコンを買うことになったが、間もなく大型のシュレッダーも買わざるを得なくなった。

「情報過多」時代が作る不安神経症

まだ公立病院勤めの頃の話である。ある日、真面目なタンクローリーの運転手が「一睡もできず、車に乗ると激しい動悸が起こる」と受診してきた。その2年前、彼が運転していたタンクローリーに、診察を終えて帰宅途上の患者が、自殺を図って道路脇から飛び込んだ。病院前の車道での出来事だった。幸い少し肩が触れた程度で、転倒による打撲で済んだが、次の日、運転手を雇っている小さな運輸会社の社長がやってきて「医療費を払うから、事故扱いにしないよう、家族に話をしてもらえないか」と求めてきた。

運転手に落ち度がなかったとしても、人身事故となれば免停は免れない。運転できない者に給与は払えないが、もともと真面目な奴で、子供の学費やローンも抱えており、首を切るのは忍びない、というのであった。飛び込みは若い医師の診察直後の出来事で、病院側にも責任が無いとは言えず、私から家族に話をして事故扱いとはならずに済んだ。が、話はこれで終わらず、運転手はこの一件以来、運転に過度の緊張を感じるようになってしまった。

どんなに安全運転を心がけても、まさかの事故は起きる。それによってあわや生活の糧を失いかねないことに、恐怖を覚えたのである。真っ当に生きていても、降りかかる災厄はあるのだ、と。彼は、日々最悪の事態を想定し、絶えず対処を心がけるようになった。例えば、体調不良に悩む人は最悪の病、癌（私はそう思っていないが）ではないかと思い込みやすく、過剰なまでに検査に通う。これを「不安障害」と言うが、かかる対処行動自体が、大きな心理的負荷となって本人を消耗させていることが多い。

運転手は、交通ルールに過剰なほど忠実に、必死の思いで運転することになったが、これが心理的ストレスにならないわけがない。特に彼のように真面目すぎるタイプは、最悪の事態を思い描きながら、眠れぬ夜を過ごす。しかも、運転手であり続ける限りストレスは持続する。それに対処し続けることが彼の脳を疲弊させパニック様の発作を伴う不安障害を起こしたのである。彼が再び運転できるようになるまで実に1年半を要した。

ストレスは、その強弱にかかわらず、むしろ持続によって、ほとんど致死的な有害事象に変ずることが動物実験で証明されている。例えば、ストレス下で放出される副腎皮質ホルモンは、ストレスへの防御たんぱくの生産を促進するが、長くその状態でいると細胞を疲労させ、逆に毒性を帯び始め、ついに脳の記憶形成を担う海馬の細胞死をもたらすことが知られている。

郵 便 は が き

おそれいりますが
63円切手を
お貼りください。

1028641

東京都千代田区平河町2-16-1
平河町森タワー13階

プレジデント社
書籍編集部 行

フリガナ		生年（西暦） 年	
氏　　名		男・女	歳
住　　所	〒 TEL　　　（　　　）		
メールアドレス			
職業または 学校名			

ご記入いただいた個人情報につきましては、アンケート集計、事務連絡や弊社サービスに関するお知らせに利用させていただきます。法令に基づく場合を除き、ご本人の同意を得ることなく他に利用または提供することはありません。個人情報の開示・訂正・削除等についてはお客様相談窓口までお問い合わせください。以上にご同意の上、ご送付ください。

<お客様相談窓口>経営企画本部 TEL03-3237-3731
株式会社プレジデント社　個人情報保護管理者　経営企画本部長

この度はご購読ありがとうございます。アンケートにご協力ください。

本のタイトル

●ご購入のきっかけは何ですか?(○をお付けください。複数回答可)

1 タイトル　2 著者　3 内容・テーマ　4 帯のコピー
5 デザイン　6 人の勧め　7 インターネット
8 新聞・雑誌の広告(紙・誌名　)
9 新聞・雑誌の書評や記事(紙・誌名　)
10 その他(　)

●本書を購入した書店をお教えください。

書店名/　(所在地　)

●本書のご感想やご意見をお聞かせください。

●最近面白かった本、あるいは座右の一冊があればお教えください。

●今後お読みになりたいテーマや著者など、自由にお書きください。

どうもありがとうございました。

防御するはずのホルモンが有害物質に変化するのは、自然の玄妙さの一つの表れといえる。自然という予測不能の事象の集まりに対処するため、脳は文明を生み出し、ルールを作って警鐘を鳴らす。しかし、その行為が行きすぎると逆に有害な事象を招いてしまうのだ。

メディアはありとあらゆる警鐘を発信し、人を不安に陥れる。針小棒大と感じつつも、それらに対処しなければ不作為懸念が生じ、事態の修復を上回るほどの膨大なエネルギーを使って対処することとなる。昨今、夥《おびただ》しい数の不安障害患者が出現している。予測不能の自然を克服しようとする脳の試みは、情報過多を生み、脳自身がかかる過剰な情報処理に耐えられず、不安障害に陥ってゆくのである。

「バナナの皮」で不安に駆られる女

精神を病む人々は、しばしば自分のせいではないことで、罪を負わせられることに著しい不安を示す。その不安は、関係のない出来事にあえて自分を結び付けるように働くことがある。例えば近所で火事があると、自分が火をつけたと疑われることから逃れるため、現場をわざわざ迂回して通ろうとする。次第に自分が放火犯と噂されていると思い込み、引きこもるようになる。

こういう思い込みは「関係妄想的念慮」と言い、特定の精神病に特有の症状とされるが、最近さまざまな精神的な危機状況で起こりやすくなっている。悪いことが起こるとその情報を自分に引き寄せ、あり得ないような関係付けをしてしまうのである。

こういった心理は、誰しもの深層心理にある不安によって引き起こされる。社会が複雑化しすぎて、善悪の判断が難しくなり、時にはメディアの増幅機能によって、些細なことで思わぬ責任を背負い込まされることもある。そのことが人々の心の底の不安を増大させている。

そもそも、起きてしまった事件について行われる裁判も、提示された証拠を基に判決が下されるが、提示されない真実は無数にあり、新しい証拠が加われば事件の責任の所在も変わる。良かれと思ってしたことで訴えられ、予想外の責任を取らされることもある。そこで、予めできる限りの予防線を張ることになる。昨今の契約書が、うんざりするほど細かく取り決めてあるのも、事が起きた時に責任から逃れるための工夫であり、社会の複雑化の表れであろう。

40過ぎの真面目な会計係の女性は、自身のパソコンがウイルス感染して会社の情報が漏れ、ひどく落ち込んでしまった。ITの取り扱いには自信があり、今まで真面目に一生懸命やってきた。それが、たかだか1回のクリックで感染を許してしまったことで自信喪失し、過剰な責任を感じるようになった。

幸い情報漏れは軽微で済んだが、一歩間違えれば大規模な顧客情報漏れを起こしていた。責任の重大さに打ちのめされた彼女は、パソコンに触れるだけで心臓がバクバクするようになり、キーボードが濡れるほど手汗をかくようになった。そして、通りに落ちている「バナナの皮」にも不安を感じるようになった。拾って近くのごみ箱に捨てたなら、所定のごみ袋を使わず、勝手に他の住人のごみ箱に捨てたと責められるだろう。かといって、そのまま放置し、もし老人が滑って転んだら、拾わなかったことを咎められかねない。近頃、監視カメラもついているのだ。結局、彼女はバナナの皮を拾って家に持ち帰らざるを得なかった。

ばかばかしい関係付けともいえるが、たまたま遭遇したバナナの皮という些細な情報に囚われ、自らその責任を拾ってしまったのだ。複雑化した今の社会では、これに似たジレンマが至るところで起きている。すでに医療の現場でも、責任を問われることを恐れ、ディフェンシブ・メディスン（防衛的医療）の傾向が色濃く出始め、過剰な検査を行って客観性を装《よそお》える、データとマニュアルだけでの診療が進んでいる。

人々はこの豊かに見える時代に何か不安を感じ始めている。ほんの些細なことで大きな罪を負わされ、給与や地位、生活のすべてを奪われるかもしれない恐怖心を抱いている。そんな深層心理があり得ない「妄想」を引き起こす。

第3章
他者の不在が自我肥大を招く

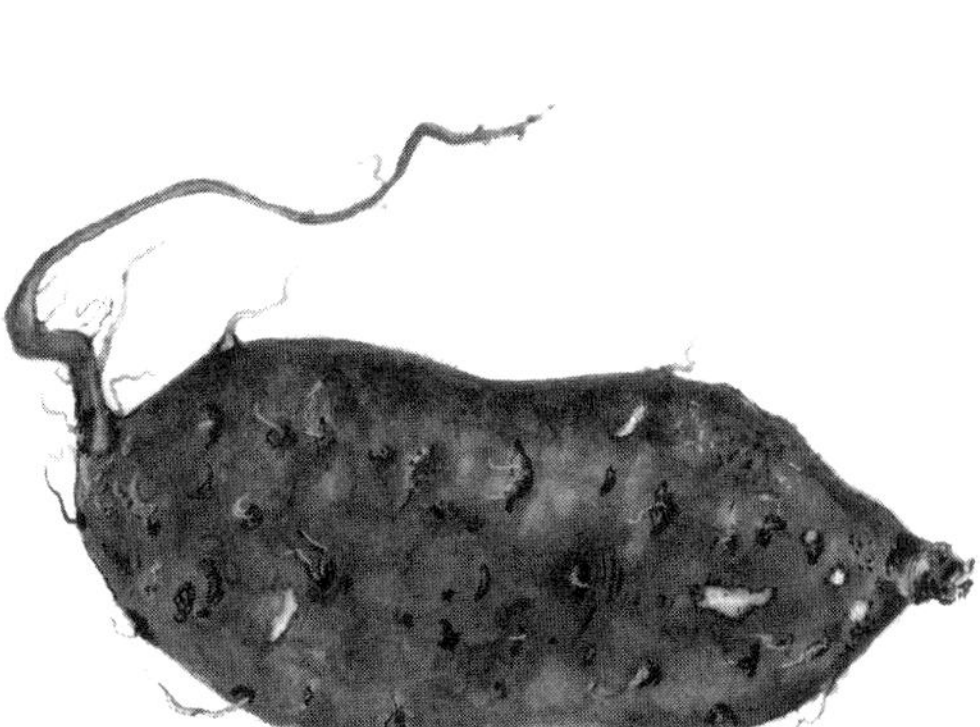

先輩が怖くて仕事に行けぬ20代保育士

20代の保育士が父親とやってくる。先輩が怖くて仕事に行けないという。父親は職場の連中に問題ありと言いたげである。彼女は通常6人の幼児を世話しているが、正規職員なので保育士全員のリーダーでもある。40歳も年上で主任経験のある再雇用者や、パートのママさん保育士など、子育てを経験し、保育の仕事に自信のあるベテラン保育士たちを時には指揮しなくてはならないのである。年の離れた弟はいるものの、一人娘で大事に育てられた彼女には、母親よりも年上の先輩たちの言葉がきつく感じられるようなのだ。同期3人のうち1人は最近辞めてしまい、もう1人は別の部門である。

いまや若者は、どの職場にも少ない。先輩たちに大事にされて伸びていく若者も無論いるが、苦手な上司や同僚に出くわすと、たちまちへこたれるひ弱な若者が少なくない。先輩の保育士たちは、彼女のたどたどしい仕事ぶりに、つい一言注意したくなるのだろう。特別意地悪されているわけではなさそうだが、祖母にも溺愛された彼女はそれを耐え難い厳しさと受け取ってしまうようだ。

今日の他罰的風潮では、これを職場いじめやパワハラといった文脈に当てはめて説明しがちである。別の似たようなケースでは労災の申請もなされている。若い保育士の彼女は見るからに人が好さそうで、しかもなかなかの美形である。一所懸命に仕事をしていることも確かなようだ。それ故、休養を要すとの診断書を書く時も父親と同様、つい肩入れしたくなった。

しかし、彼女が仕事に行けなくなったのは、どうやら食物アレルギーのある子供に普通のミルクを飲ませそうになり、先輩から酷くなじられた一件が影響しているようだった。それは、逞しく生きてきたであろう熟年女性にしてみれば当然の注意だった可能性が拭えない。結局、いじめが原因では、という父親の言い分は採用せず「原因は特定されない」と説明した。安易にいじめの可能性ありと意見書など出されれば先輩たちも心穏やかではあるまい。場合によっては配置転換になるだろう。

昨今の日本の娘たちは美形になっている。日本の豊かさがもたらしたものであろうが、その豊かさは同時に、娘たちから困難に立ち向かっていく逞しさや強《したた》かさを培う機会を奪ってしまったのではないか。そのことが、相互に大して悪意がないにもかかわらず面倒な対立関係に至りやすくさせている一つの原因ではないだろうか。

その昔、貧しい日本の子供であった私は、好きな子の誕生日にはプレゼントをするものだと西洋かぶれの教師から教わった。クラスの可愛い女子に渡そうと、四つ葉のクローバーを校庭で探し、見つけた瞬間、力の強い生徒に横取りされた。返せと摑みかかったが、突き飛ばされ、鼻血まで出すことになった。四つ葉で何をするのか聞かれたくなかった私は、担任に黙って帰宅した。

　鼻血の跡を見据える母に、上級生に殴られたと言ったら「この世は甘くないことを教えてくれたんだから、その子に感謝しな」と、理由を聞こうともしなかった。突き放すような言い方の裏に、お前はこれくらいのことでへこたれるようなひ弱な子ではないはず、との思いがあったのだろう。私は学校を休もうとはしなかった。もし母親がこの件で立腹し、学校に怒鳴り込んでいたなら、私は恥ずかしくて登校できなかったであろう。

文明が生む予測不能な攻撃者

引きこもりの子供や若者が激増している。35、36歳までの日本人の中に50万人くらいいるといわれるが、引きこもらずとも、群れを嫌い孤独な生活を送る大人を加えれば、数字はもっと膨らむだろう。その中に精神を病む人々が少なからず混じっていたとしても、大半は病気と判定できるほどの症状を有さない。かつての村社会では、引きこもったままでは生き残れないが、ネットの普及や夜中にも開いているコンビニのおかげでひっそりと生きてゆくことが可能になった。そういった者たちの一部が、家族に伴われてクリニックの外来に多数現れる。

彼らは押しなべてネットに浸ってゲームをやり、昼より夜に活発で、深夜のコンビニにはこっそりと出かけてゆく。結構、文明の恩恵を被っているのだ。彼らの家の電気代を聞いたことがある。数人の核家族で、ひと月に2万~3万円支払っている家もあった。四六時中、引きこもってクーラーをかけ続けるせいのようである。文明の力に頼り、自然から遠い生活を送っている。ただ、電気代が支払えるうちはである。

昨今の人間は自分が自然の一部であることを忘れ、自然が好きと言いながら、直接の触れ合いを避けている。美しいバラを育てている人は、かなりの殺虫剤を使用している。山の豪華な別荘にも車で乗り付ける。文明の産物である殺虫剤や車に頼り「自然もどき」を自然と勘違いしているだけである。

最近、激増するアレルギー疾患や自己免疫疾患は、自然と「人の内なる自然」との適正な交流を欠くことで生ずる免疫の混乱と信じられ始めている。精神的な変調のいくつかが、過度に清潔な環境に生後置かれたことによって引き起こされることもほぼ証明されている。

文明に侵食され、自然との交流を欠いていると、精神の制御を司る「自我」が脆弱化《ぜいじゃくか》し、人は衝動的となるのである。かかる事象を文明を興した人類は予測する術がなかった。昨今の環境破壊もそうだが、文明自体が予測不能なおぞましい事象を増やしている。

新幹線の中で人を殺傷した青年も、交番を襲い拳銃を奪った青年も、引きこもりの経験があったという。一人は家を出され、一人は仕事について ゆけず経済的に行き詰まる中で犯行を決意したように思えるが、両者の犯行が予測不能性を帯びているところも特徴である。

人が予測不能の行動に走るのは、己の内なる自然が脅かされた時に違いない。彼らは、文明に頼らずに生きる方法を知らなかったから、文明からの恩恵が途絶えそうになった時、文明によって脆弱化していた彼らの自然が、文明の誇る「安全装置」に向かって破壊行為を企てたように思えるのである。

人間は予測不能の自然を生き抜くため、ルールを作り、人の行動予測を可能にする、すなわち文明を興した。しかし、その文明が生み出した予測不能な攻撃者に手を拱《こまね》いているのは、自然から遠ざかりすぎたためではなかろうか。

隣人の中から、突如立ち現れる予測不能の攻撃者を防ぐのに、校門の警備を厳しくし監視カメラを増やしたところで無駄である。少し異なる知恵が必要だ。例えば私の家にはクーラーがないが、田舎のおかげで風がよく通る。去年８月の電気代は４４２６円であった。

『めぞん一刻』の幸せな瞬間

漫画家・高橋留美子の『めぞん一刻』は、傑作である。ぼろアパートに管理人としてやってきた若い未亡人・響子と住人の浪人生・五代の恋愛物語だが、一見ドタバタ劇のようで、登場人物のキャラクターの多彩さや心の動きがよく描かれ、最近のファンタジー物語のような、現実にあり得ないような設定がない。

その中に印象的な場面がある。響子とちょっとしたいさかいを起こした五代は、たまたまアパートに設置されたピンク電話から管理人室に電話し、誤解を解こうとする。ピンク電話は管理人室の前にあるのだから、壁一つ向こうの彼女に電話していることになる。ただ、物理的距離はこの際、関係ない。いさかいによって広がった心理的な距離を電話によって乗り越えた。その飛躍が、魔法のホーキに乗ったかのような美しいジャンプに、私には感じられたのである。

『めぞん一刻』は、主人公のみならず脇役との関係も巧みに表現している。脇役たちは常に五代や響子の意図を挫《くじ》くように、邪魔するように振る舞う。しかし、それらは単なる意地悪ではない。己の思いがすべて通るものではないと知らせるためであり、また２人の間がより近づくように後押しをするものである。

人の心は、自我という皮に包まれた風船のようなもので、思いには制限がかかり、我を通せる限界がある。それを知らしめるのが、他者という大気圧である。他者との関係が希薄化すれば、自我は肥大化しかねない。五代の思いは、いつも挫折し、外圧に屈してゆくが、一瞬ピンク電話によって思いが障害を乗り越えて届いたことが、すこぶる幸せな瞬間を作り出したのかもしれない。ただそのためには、そこに至るまでの、生身のやり取りが不可欠である。

インターネットには、かかる大気圧に代わるものがない。大気圧は、人と人との交わりの中で生じる。それはひどく面倒で、時間もかかり、今時は受けが悪い。ITが世を席巻しているのも、面倒なプロセスをできるだけ省略することで成り立つ技術だからである。メールやSNSでの交流にも、血の通う触れ合いはなく、面倒ならスイッチ一つで消すこともできる。思いに制限を加えるものがないネット空間は、自我を増幅し続け、まるで世界を支配する神のような心境に至らしめるのではないか。ゲーム依存も、すべて一人で決定して好きなだけ繰り返してゆけるところに快楽があるのであろう。そこに達成感はあるにしても、他者からの批判や注意、意地悪もなければ、愛もない。

リアルな場面では、必ず邪魔する奴が現れるものだが、同時に人の温かさも感じることができる。高橋留美子氏の秀逸なる漫画は、ドタバタの筋立ての中にそれを巧みに織りこみながら、愛は人と人との面倒な関係のプロセスの中からしか生まれないことを説いてゆく。

　前回述べたように引きこもる若者の多くがＩＴに浸っている。技術を駆使して収入を得ている人もいるが、他者との関係が希薄になりやすい。他者に干渉されず、思いのままに振る舞えるネットに浸るうち限りなく心は肥大化する。まるで王のように。核家族、少子化で競争相手のない家の中で、自分の部屋という城でネットに浸り、親を奴隷のように使い、傍若無人に振る舞う「小さな王たち」についての相談が、後を絶たない。

「ストーカー少年」の精神鑑定

平成28年7月26日、相模原の障害者施設「津久井やまゆり園」で起きた殺傷事件は、単純な論評では説明のつかない問題が多く含まれ、精神科医にとっても複雑な思いを抱かせる。とりわけ、犯人が2月19日の措置入院からわずか10日で退院し、その後十分なフォローがなされることもなく、措置入院の要件とされる「他害の恐れ」が消失したとされた後に、実行したからである。精神保健福祉法による措置入院の要件は、精神障害者であることと、その症状による自傷他害の恐れが切迫していることの二つだが、その特徴は、刑法にはない「予防拘束」を認めていることである。

犯人は本当に精神障害者で、精神症状によって他害を行ったのか。やまゆり園の犯人は、犯行後の精神鑑定で、統合失調症やうつ病など狭義の精神障害ではなく、「自己愛性パーソナリティ障害」と診断され、また犯行も衝動的でなく、計画性を認めている。言い換えると、犯人は精神障害者とは言えず、また犯行も精神障害によるものとは言えないということになる。すなわち、措置入院の時点で、要件を満たしていなかった可能性がある。しかし、3人もの医師が措置を決定している。

ここで私の鑑定経験を思い出す。一方的に好きになった女性に相手にされず、殺意を抱き、またそれを公言してはばからず、ついに女性の住むアパートの5カ所に時限発火装置を取り付け、焼き殺そうとした男の鑑定である。

男はあまりに露骨に放火を予告したため、精神障害を疑われ、精神保健福祉法による措置診察となった。診察は2人の医師が行い、その1人が私であった。ともにパーソナリティ障害と診断したが、措置入院を要するかどうかの判定は、私は「不要」、もう1人の医師は「必要」とした。2人が一致しない場合、措置入院は不要となる。発火装置は実際には作動せず、未成年だったこともあり、男は逮捕に至らず帰宅できることになった。ただ、この時付き添ってきた生活安全課の課長から、もし彼がまた火をつけたら、誰が責任を取るのかと迫られた。もう1人の医師もこの男は措置入院させるべきだと、私に強く迫った。

しかし、男は精神病ではなく、他害行為もその症状に基づくものではない。措置入院させたところで、治療可能性は低く、病院はすぐに措置を解除し、退院させるだろう。この男を措置入院とすれば、精神病床は、彼と似たようなパーソナリティ障害者であふれかえることになる。私はそう答えたものの、賛同は得られなかった。もちろん、帰宅した男が再びストーカー行為の挙げ句、その女性に害を及ぼす恐れがないわけではなかった。が、幸い、その後家族の努力によって、他害行為は防がれたのである。

　私がやまゆり園の犯人の措置診察を行っていたら「措置不要」としていたかどうか、わからない。ただ、件のストーカー男とは少し異なることを感じとったかもしれない。犯人は己の差別意識を「選ばれし者を救う」という世界救済的な思想によって正当化している。オウム真理教の選民思想にも通ずるが、私が鑑定を行った過去の多くの事件では、かかる選民意識を示した者はいなかった。ならばなおさら、精神医療の枠の中での対応は困難であろう。ゆえにやはり、措置要件を満たさずとしたかもしれない。

小泉八雲の「雪女」のような娘

20歳に届かない娘が職場のストレスで眠れないとやって来る。彼女は大きな通販会社に勤めている。一人変わった上司がいて、何かと些細なことで注意をしてくる。そのくせ妙になれなれしく、猫なで声ですり寄ってきたりもする。それがストレスで、会社に行きたくないが、ここで辞めるのも癪だから頑張っているのだという。

その上司は、気になる女子にちょっかいを出すいじめっ子に似ているのだろう。彼女は腰まで届きそうな長い髪を持ち、色白で細面の美形である。口呼吸の多い最近の若者に似ず、きりりとむすばれた口、吊り上がった目尻、内面はややきつそうである。彼女には男の横面をひっぱたいてやるのが似合いそうだが、今日では勧められない。人と人との関係は、仲の良し悪しにかかわらず心理パワーゲームでもあるから、質の良い睡眠をとって元気力を培っておくこと、職場で孤立しないようにし、さらに上の上司にも相談することを勧めた。とはいえ、しつこく付きまとう輩を遠ざけるのはそう簡単ではない。ひとまず、依存性のない睡眠薬とストレス緩和に役立つ漢方薬を処方する。

何度目かの外来で、彼女は顔を腫らし、目をぎらつかせてやってきた。誰かに殴られたのではなく、その上司から不本意な注意を受け、悔しくて、更衣室のロッカーに自ら顔を打ち付けたという。結局、会社では誰にも相談せずにいたようだが、日記帳を取り出し、私に読んでほしいという。読み進むと最後に「殺す」の一言があった。まさか実行に移すはずはなかったが、彼女の内面の情念の激しさに驚かされた。

最近の若者には、情念の厚みを感じさせない者が多い。人を殺すにしても、一見計画性があるように見えて、実は衝動的である。スマホゲームや漫画に出てくる殺戮《さつりく》に衝動を引き出された、一種の愉快犯、模倣犯と思える殺人者も少なくない。

診察の終わりに、君は困難にめげない芯の強い女性だから、バカなこと（殺人）はしないでしょうねと言ってみた。実際その時、彼女は怪しげな魅力を漂わしていた。ふと小泉八雲の雪女に似ていると思った。人間に変身した雪女は、木こりの妻として一見平和な生活を送るが（実際にはさまざまなストレスを呑み込んで頑張っていたはずだが）、ある日突然、夫の裏切りに怒りを爆発させ、鬼に戻ってしまう。裏切った夫に「殺す」と迫るが、結局、殺さず去ってゆく。この自ら去ってゆくという日本の鬼の秘めた優しさに、感銘を覚えたことがある。私の知る限り西洋の物語で、こういった場面で殺さずに去る鬼はいない。

さてその後のある日、彼女は会社のロッカー室で睡眠薬を大量に飲み、首の左半周をカッターで切った（深くはなかったが）。ふらふらした足取りで事務室に乗り込み、血だらけの辞表を提出すると、その場で倒れ、病院に運ばれた。まるでドラマのような振る舞いであるが、ここに至らせたカウンセラーとしての反省はあるにしても、この半端ないやり方に、私は妙に感心してしまった。これほどの怒りを周囲に悟らせず、我慢し続け、自分を傷つけることで表現したことに、今どきの若者にはない情念を感じたのである。それは雪女が見せた古風な優しさにも通じるものではなかったか。

「こまめな運動」が認知能力を鍛える

腸の内壁は1日に数百万個の細胞が剝がれ落ち、死滅する。もちろん新しいほぼ同数の細胞が再生される。スピードに差があるが、身体のすべての細胞においてこれが起こっている。つまり、身体は一時も同じ細胞によって構成されていない。いわば流れのようなものである。

この流れが滞ったり乱れたりすることで、さまざまな不調が起こる。それが病であるが、健康とは身体の各部分の異なる流れが全体として調和していなくてはならない。このような身体という流れを整えさせる手段の一つは、運動である。ここでいう運動とは、スポーツのことではない。スポーツは基本的に戦闘の技術で、過激にやれば身体の調和を乱すこともある。健康のため必要なのは日常的な身体運動、たいていは日々の調理や子供の世話、物づくり、農耕のためのこまめな運動などである。これらの運動は身体の内なる流れを整えるばかりでなく、当然精神の安定にも良く、人間の認知能力をも高める。運動が身体の調和をもたらし、認知機能を高めるのだ。

しかし最近、こういったこまめな運動が無視される傾向にある。調理はしないでもコンビニで間に合うし、買い物も居ながらにしてネットで済ませられる。子供たちは、こまめな運動である泥遊びや、おままごとではなく、プログラムの定まった習い事や塾に通ううち、動かずに済むテレビやゲームに親しみはじめる。すべてが用意された便利な生活ではあるが、これは人間の認知機能を鍛えるに優れているとは言えない。

認知とは外部の情報を「能動的」に収集し、それに経験などを踏まえ総合的に判断する能力をいうが、例えばナイフで鉛筆を削ることは、鉛筆削りで削るよりも手の運動能力をより必要とし、経験の積み重ねもいる。骨の折れる分だけ、身体の能動性を必要とするが、自ら動いて得た新しい情報は、身体を動かさずに受け取る情報より、未来予測性に優れる。答えが必ずある問題集を解く作業より、答えがない仕事現場で、でっち上げでも答えを創出するほうが、より認知機能の働きは高度といえる。ネットでの買い物も、通販サイトの情報は、店に出かけて得られる体験情報より質が劣りやすい。

流動的な状況下で自ら身体を動かし、運動によって状況を変えてゆく力を、早い時期から子供たちに身につけさせる必要がある。わたしが危惧しているのは、不登校の子供たちに、手先の細かい運動を苦手としている子供が多く、ゲームに浸る子供たちもこまめな身体運動を好まない傾向が目立つことである。彼らは十分な教育の機会を与えられ、衣食住に困ったことはないが、それが運動能力の発達を阻害し、学校などでの適応力を奪っているようにも思える。学校へ行き、試験の勝利者となることを求められ、ひとたび後れを取ると他の選択肢を選ぶことなく、引きこもる。こまめな運動能力さえあれば、事態を打開し、いろいろな生き方を見つけることもできる。そのことを体験的に理解できないのである。

私はごみの山の中から売れるものをあさり、自分の学費に充てようとする貧しい国の子供たちの写真を見て感動したことがある。彼らは「学校へ行きたい」という強い内的必然を、「ない」という状況下で培う。そして、答えのないごみの山の中に可能性を探す。その作業は、学校では得にくい認知能力を極限まで鍛え、どのような環境にも生きられる力を彼らに授けたに違いない。

「荒海とヨット」のエクスタシー

グアム島から7人のベテランセーラーとヨットに乗り、2週間かけて日本まで約2400キロの船旅をしたことがある。グアムの天気は晴朗なれど波高しで風もほどよくあり、出航直後は快適なクルージングであった。しかし、私は乗って半日もしないうちに、船酔いでキャビンに転がっていた。

ヨットは動力船より安全な乗り物だが、乗り心地は良いとは言えない。とくに船酔いは難敵である。体中の力が抜け、動けなくなり、胃液も吐き出したくなる。キャビンを汚せないので、やっとの思いでデッキに這い上がり、海に頭を突き出しゲロゲロやる。早く船から降りたいが、一度乗ったら、とにかく陸に着くまでは降りることができない。

この降りられないという感覚は格別である。冷静に考えると、別に船に乗らずとも、私たちは自分の属する会社や家庭という船から降りられず、逃げ出すことができない。こういった逃げられない環境では、ちょっとしたことでもかなりのストレスになることがある。ストレスがかかると、身体の中で防御ホルモンが分泌されるが、それが血中に長く留まると逆に毒性を帯びだし、脳の細胞を破壊するように働きだす。つまり些細であっても持続するストレスは極めて有害なのである。

サバンナなどで優雅に暮らしていたマントヒヒを、アフリカでの人口増加のため、保護区に集めて暮らさせたことがあった。そこでは餌の心配はなく、密漁者もいないため快適に暮らせたはずであるが、次々とマントヒヒは死んでいった。脳の解剖の結果、疫病ではなく脳の情報処理系が萎縮し、それが死に至らしめるほどのストレス性の障害を生んでいたことがわかった。

マントヒヒのストレスは何であったか？　自分より強い個体に遭遇した時に、広いサバンナでは遠ざかるだけでよかったが、狭い保護区では避けるというやり方は通用しない。いやでも付き合わねばならない。それによるストレスと考えられた。強い個体との血みどろの喧嘩が起こったわけではなく、それほど厳しいとは見えない威嚇を受け続けた結果であったが、そうしたストレスでも逃げられない状況下で受け続けると死に至ることがある。

さて、船酔いは3日もすると少しよくなったが、また少ししてぶり返した。そのようなわけで、海に沈む美しいサンセットの絶景を見ても楽しくなく、早く船から降りたいとひたすら思い続けた。こういう時、船尾から流していたルアーにかかったカツオをさばいてうまそうに食べている元気なクルーが妙に憎たらしくすら感じられてきた。

そろそろ日本近しという八丈島沖に差しかかった夜、台風並みの低気圧に遭遇した。船足が遅いから、動力船のように逃げることはできない。そのまま低気圧に向かって突撃する。嵐の夜の海は真っ暗で、夜光虫でおぼろげに縁取られた８メートルもありそうな波がかぶさるように襲い、激しい衝撃音が響く。生きた心地はしないが「船酔いです」などと寝てもいられない。私も加わって８人全員の必死の作業によって、セールは破れ、マストは吹き飛んだが、日が昇る頃、無事嵐を乗り切ることができた。そして、ふしぎな仲間意識が出現していた。

ベテランたちも、これほど猛烈な嵐は経験がなかったという。何より陸はまだ遠かったが、早く降りたいという意識は消え失せ、皆が、このまま世界一周したい気分になっていた。もちろん、船酔いも失せていた。

「何でも検索」は間違いの元

何でも検索の時代だが、出てくる情報が、検索した事柄のすべてであるかのような錯覚を生みやすい。物事を表層だけ把握して、わかったつもりになると、大切なものを見失うこともありうる。

例えば、「統合失調症」という病について検索すると、なかなかスキのない説明が出てくる。これだけで試験は通る内容となっている。しかし、私の外来にやってくる統合失調症の息子を持つ母親は、検索した情報を読んで暗くなる一方であったという。

そもそも、この病について満足のいく説明を私はネットどころかどこにも見たことがない。長年この病を診てきた経験豊富な精神科医に聞いても「この病はよくわからない……」とつぶやかれることがある。私も

40年以上精神科医をやっているが、いまだによくわからない。

私の外来に30年通い続けている統合失調症の女性がいる。ある診察日に浮かない顔で聞いてきた。「別れた夫から、お金を貸してくれと言われたが、どうしたらいいか」。彼女が夫と別れたのは、はるか30年も前のことである。

彼女は19歳で同年代の車の整備工と結婚した。間もなく妊娠し、娘を出産したが、その少し後に混乱し、子供を抱いて夜の畑をうろついたため入院となった。夫は、彼女が統合失調症（当時は精神分裂病と呼ばれた）と診断されると、この病は治らないと何かで調べたらしく、入院中に強硬に離婚を申し立てた。結局、彼女は退院後、実家に戻るしかなく、受診先も私のところに変わった。一時、元夫の親戚が見ていた子供は、元夫の再婚が決まると、彼女のところに移された。

その後も彼女は苦労を重ねた。父親はアル中で稼ぎがなく、母親のパート収入と彼女の障害者年金、わずかな母子手当で暮らした。さいわい贅沢な環境に育っていなかったおかげでよく耐え、不思議と病は改善していった。

そんなある日、誰もいない時を見計らって父親は家に火を放ち、焼身自殺した。父親は資産家の長男であったが、怠惰な質《たち》で、家業を継がず、古い一軒家を相続しただけであった。とはいえ、表通りに面した実家、近くに商業施設もでき、土地の値段が上がっていた。父親はそれを見越して保険金が下りることも確認し、自殺したようであった。その土地の半分を売って、新しい家を建てることができたそうである。

その後、彼女の病状はさらに改善し、ごく少量の薬を飲むだけで、仕事に就くこともできるようになった。統合失調症が治ることを信じない医者もいるようだが、私はかなりの確率で治ると信じている。こうして娘がめでたく結婚し、結構豊かにもなっていた彼女の前に、昔の夫が現れたというのだ。

彼は車の整備事業を興したが失敗し、職を転々とした挙げ句、二度目の妻にも逃げられたという。どこかで彼女が元気であることを聞き及んだようだが、30年ぶりに彼女と再会して、驚いたことだろう。自分が信じた情報が的外れだったからである。不治の病と決めつけ、彼女を見捨てた己れを恥じたかもしれない。

結局、彼女は、周囲の反対を押し切って元夫に金を貸したという。返済されることはないだろうが、彼女流のリベンジなのだろう。統合失調症は、実に多様な転機を辿る病であり、それがこの病の特徴でもある。安易な検索だけで病の有様を知れると思うべきではない。

第4章

免疫力を低下させる不安の源

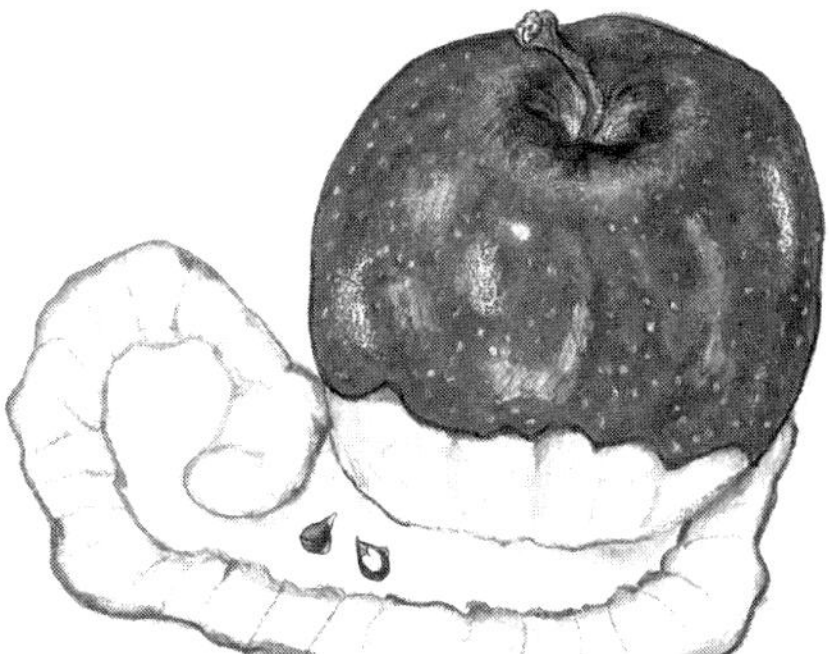

睡眠負債のSEに2万通のメール

毎日4～5時間の睡眠で仕事してきたSEはいわゆる睡眠負債で頭が働かなくなり、1カ月の休みを取ることになった。長年の睡眠負債は1カ月程度で解消できるものではないが、チームの責任者である本人の希望に沿って、出社してよいとの診断書を書いた。しかし、いざ出社してパソコンを開いたら、ざっと2万通ものメールが届いているのを見て再びうつ状態となり、休むことになった。

情報は増やす分にはほとんどエネルギーが要らないが、削除するのに膨大な労力を人に強いる。例えば、コピー機で大量に情報を複製するのも、ネットで情報を拡散するのもボタン一つでできるが、そのすべてを消し去るのは容易なことではない。ツイッターやSNSで、画面の向こうの素性も知れない相手にこちらの情報を、時に自分の裸の写真まで添えて投稿してしまうのも、動かずして英雄になれるネットゲームにハマるのも、さしたる労力を使わないからである。

ネット空間において情報は川が流れるように自ずとエントロピー（乱雑さを表す物理量）増大へと向かう。結局、増やしすぎた情報を削除するというエントロピー減少の作業に、人の営みは費やされるようになる。いったい２万通のメールのほとんどはどうでもいいものだが、似たようなものの中に重大なものも混在し、あっさりまとめて削除とはいかない。そもそも情報が多すぎて、まともに重みづけができないのである。

ときどき戸惑うことの中に、薬剤についての医師と薬剤師の意見が微妙に食い違うことがある。薬剤に関する情報はかつてとは比べものにならないほど増えており、専門に処方する医師でさえ十分把握できているとは言い難い。そうした中で薬剤師の指摘が医師のうっかりミスを防いでくれることもしばしばである一方、時折、医師と薬剤師との間で情報の重みづけが異なり、二者の説明が調和しないことで患者に無用な不安を与えることがある。

薬剤を説明する効能書には、大量の細かい記述が並び、読み取るのに骨が折れる。特にリスクについては念入りに書かれているものの、重大なリスクと滅多にないリスクとの区別はあやふやである。医師と薬剤師とはそもそも経験の質が異なり、拾い出す情報も同じとはならず、リスクについての重みづけに乖離が生じやすい。

あまり知られていないことのようだが、脳は情報を集めるシステムではなく、感覚器を通じて押し寄せる無限の情報のほとんどを削除し、必要な情報を拾い出す高度なシステムである。脳は、骨の折れる生身の体験に基づいて重みづけをし、有用な情報を拾い出す。情報を無差別に蓄積するシステムとは比較にならないエネルギーが要るのだ。

薬剤の効能書が、いかに細かに隙がなく網羅されていたとしても、それは氷山の一角のような情報に過ぎない。それらの下に隠れて見えない部分を予測するには、多くのリアルな臨床体験が不可欠となる。

現代人は、どれを削除すべきかの区別さえ定かでないまま、溢れる情報の整理に追われ、たまたま目に付いた情報に踊らされ、人生を生き抜く糧となるリアルな体験を重ねる余裕を奪われているように見える。それは水面下の巨大な氷をかえって見えづらくさせ、タイタニックのような破局を招くかもしれない。

コミュニティーの喪失が自殺をもたらす

平成の世は、天災には襲われたが戦乱はなくかなり豊かな時代であった。しかし今、私のクリニックには不安を訴える人が多数やってくる。精神の病はどのような病であれ不安を内在しているが、狭義の精神障害から外れる人々が訴える症状の中核にも不安があることは疑う余地がない。

不安が増大している理由の一つは、コミュニティーを喪失し、人と人との関係が希薄化したからと考えている。ある自治体の自殺対策委員をしている私は、自殺対策のさまざまな政策の一つに「コミュニティーの充実」を挙げさせてもらった。自殺は人と人とのリアルな関係の希薄化の中でよく起きるからである。

今や人々は関係を持つことに警戒的になり、核家族や離散的な生活を基本とし、他者から干渉されにくい孤立した生活を「安心で自由」と思い込んでいる。マンションなどの集合住宅のみならず住宅街においても、近所付き合いは煩わしさを伴うとして、コミュニティーが育たない。

そして、家族の一人が病んだ時、その負担を家族だけで背負うしかないことに、ふと思い至ることになる。よそ者は一目でわかるから、玄関を開けたまま外出できたのは昔話。今は必ず施錠して防犯カメラを設置し、子供らに「知らない人は人さらいと思え」と教え込む。そういった日常が気づかぬ形で無意識の中に不安を醸成しているのではないか。

核家族の孤立化は、子供の虐待や不登校の増加にも関係しているように思える。安心安全を過度に求める風潮も、裏返せばその不安の投影かもしれない。

遥かな昔、人々が村社会といわれる共同体で暮らしていた頃、村はずれに棲《す》むシャーマンは、今どきの医学よりもはるかに効率よく人々を癒やしていたと私は思っている。彼らの行いが非科学的であると決めつけるのは科学のおごりである。今どきの医者より彼らのほうがおなじ村人である患者についての情報を持っていた。生まれ育った土地の風土をよく知り、山野に育つ草木や生き物から作られた薬物も、日々自ら食してその効能を体験的に知っていたから処方を過《あやま》つことが少なかったはずだ。

もちろん、こうした体験的情報は分析的に証拠を示しうるようなものではなく、無意識的なものがほとんどだが、その「共通の無意識」こそが病める者とシャーマンとの間の共感力の基礎となる。

この共感力は、不安を払拭するにすこぶる有効なのに、近代医学においては軽んじられているようだ。大航海時代以来、さまざまな伝染病が海を渡り山を越え自然のバリアーを破って蔓延した時、人と人とをつなぐ共感力よりも、科学が得意とする「分析して隔離し、撤去する」手法が有効であったからかもしれない。ただ、この手法は精神の病においてはさほど役に立たない。むしろ、さまざまな病の情報を流し、過剰ともいえる警告を発することで、人々の不安を煽っている。

不安は免疫力を低下させさまざまな病を招くことは、昔から知られた事実である。その昔シャーマンたちの唱えた呪文は今の世界では無論通用しない。しかし、その土地の共同体の中では我々が用いる精神療法よりし、よほど不安の払拭に役立ち、人々の免疫力を高めたに違いない。人という生き物が地上で繁栄しえた条件の一つは、五感を駆使して触れ合えるコミュニティーにあることは間違いがない。

患者をマイクで呼ばない理由

私は患者を呼ぶ際にマイクを使わない。診察室のドアを開け直接、声掛けをする。時にはこちらから患者のところに出向いて診察室まで促す。治療者の側から出向くやり方は高い治療費で自費診療などを行う欧米では珍しくないようだが、多数の患者を診るわが国の保険診療では一般的ではない。ただ、私はずいぶん前から椅子から立ち上がってドアを開け、患者に診察の順番が来たことを告げている。

マイクで呼ばずに直接待合を打ち眺め、診察の順番が来たことを伝えるのは、患者に対して敬意を表すことが主たる目的ではない。治療上の情報を先に得ることが重要であるからだ。例えば、待合のどこに座るか、端のほうか最前列か、あるいは立っているかで患者の気分を予測できる。

一人で来たか、夫と来たか、親と来たか、などでも家族の状況にある程度の予測ができる。再来の場合なら、座る位置の違いでも状態の変化が予測できる。

無論、診察室でしっかり問診すればわかるという考えもある。しかし、診察の前に患者の状態を少しでも把握しておくことで、こちらの思いや表情も患者の気持ちに合わせやすくなる。ニコッと笑って診察を開始するべきか、少し厳しい顔をして開始するべきかも事前に思料できる。病状に合わせた対応は、治療上の情報獲得にも役立つものである。

精神医療において患者の情報は、検査データのような客観性を装ったものではなく、患者との関係の中に生まれるものであり、その関係次第で情報の中身は全く異なるものになる。患者が診察室に入り、対面して初めて状態を知るのでは、関係の構築においてすでに後手に回っていると私は考える。それどころか最低限必要な情報を得るのにもより多くの時間を要することになる。

以前、ある病院の建設に携わった時に、外来の診察室にマイクの設置は不要と言ったが、必要とする意見が多く、結局設置された。もちろん私は使わなかったが、同僚医師にマイク設置に反対する理由を説明しても同意は得られなかった。

その同僚医師と私はある地震災害の医療救援隊として、相前後して現地に赴いたことがある。彼は救護所本部でじっと動かず、隊員がもたらす情報から被災地の細かい地図を作成し、支援本部に送っていた。一方、私は現地に着くと直ちに被災地を直接まわり、情報収集や支援を行ったが、緻密な報告書を作る余裕がなく支援本部から注意を受けた。

それでも現実的な支援では私のほうが優れていたと思っている。当時はまだエコノミークラス症候群があまり知られていなかったが、被災者が運動不足に陥っているのが明白であったため、避難所でのラジオ体操を指示したものである。

情報過多の今日、その都度最適な情報をパソコンやスマホから得るのは至難の業である。記録され流された情報は客観性を帯び、電子媒体によって広がればフェイクでさえ真実味を帯びる。しかし、真の生きた情報とは、人と人とのリアルな関係の中で瞬間、瞬間に生じ、流動的なものである。それゆえ自ら働きかけることでより豊かに得られるものでもある。

ところで、外来診療をする医師の陥りやすい病は腰痛と痔である。座ったまま腰から下の筋肉をあまり動かさないからである。幸い私にその悩みはない。なぜなら、患者を呼び出すため1日１００回以上、立ち上がるというスクワットと同じ運動を40年してきたからである。

燕の雛はなぜ「5羽」なのか

3月末、玄関の軒に燕《つばめ》が巣を作り5月末ごろには雛が巣立つ。都心から離れた今の家に引っ越してきて20年以上になるが、住み始めてしばらくして燕が毎年来るようになった。雛の数はいつも5羽で、6羽というのは見たことがない。実際、巣は6羽の雛を養えるサイズではない。

巣は三角帽子の尖った先を下にして壁に取り付けたような仕様でできている。しかし、中は帽子のように空洞ではなく、わらなどで埋められ、雛が住む帽子の底辺に当たるところは浅い皿のようになっている。時々雛の落下事故が起こるが、巣立つ前の大きくなった雛が何とか押しくらまんじゅうできる、ぎりぎりのサイズしかない。なぜもっと広く深い落ちにくい巣にしないのだろう。

巣立ちは、縁《へり》からジャンプし飛翔することであるが、失敗すれば、数メートル下の地面にたたきつけられる。軟着陸できたとしても再び巣に戻ることは難しい。雛にとって命がけでしかも1回きりの試みである。広い巣ではその決心は鈍ることだろう。実際、雛は巣から兄弟たちに押し出されるようにジャンプしてゆくように見える。ただ、短い間にすんなり5羽が飛び立つことはまれである。なぜか、1羽なかなか飛び立たない雛がいることが多い。親鳥は早く飛び立つよう促しにやってくるが、そのうち来なくなる。

5羽目の巣立ちが遅れがちなのは、兄弟たちの支えや促しがなくなり、広くなった巣に1羽残された不安によるものかもしれない。親も来なくなり、空腹だけが命がけの飛翔を促す。不思議と最終的に5羽目が取り残されることはめったにない。

おそらく、雛の数を5羽としているのは巣のサイズも関係しているだろう。もっと大きな巣は親燕の力量を超え、餌を運ぶにしても養えるのは5羽が限度であろう。互いに密着でき相互作用し助け合うにも巣のサイズは適当なのだろう。巣を大きくし雛の数を増やせば飛べない雛を生むかもしれない。東洋の五行説では、自然は5つの要素の相互作用によってできているとする。実際自然を観察すると、5という数字は自然を構成する基本にかかわっていると思えてくる。桜の花弁も5枚、人の指も5本、燕の雛も5羽。ただ、この5という数が自然の中に設計図のようにあるわけではなさそうである。

人の指は胎児のごく初期では7本あるという。それが成長の過程で5本に削られる。花弁も私の観察によればはじめは6枚以上あるのが5枚となってゆくことが多い。5は自然の安定した流れに深くかかわるのである。胎児の成長も自然の流れに沿っているから、はじめたくさん作られる指も最終的に5本に収れんしてゆくのだろう。

燕の雛が５羽であるのも、雛を成熟させるという自然の意図と深く結びついているに違いない。むろん自然は甘くない。時にカラスに襲われ５羽とも食われてしまう。天候不順で低い気温が続くと、ウイルス性と思われる疫病で全滅することもある。とはいえ、高みに作られた巣は常に転落の危険をはらみつつも、捕食動物から雛を守り疫病を遠ざける。そして、小さな巣のぎりぎりの縁こそが成熟への踏み台となる。

燕の巣は自然の中に生きるうえで「無い」ということの重要性も暗示している。人もまた自然の一部である。このことを子供たちに伝えねばならない。いたずらな豊かさの追求や過保護なまでの安全志向が、成熟を阻害することも。

澄みすぎる水は住みにくい

他に方法はなかったのか？　農林水産省の元事務次官が息子を殺害したニュースを聞いて、引きこもった子を持つ親たちの少なからずが不吉な予感に駆られただろう。高齢の親が引きこもっている子を殺す事件はこれまでにも時々新聞の片隅に出ていたものの、あまり注目されることはなかった。しかし、今回の事件はそれと同じような構造をとり、法律運用の専門家の最高位についた者でさえ、息子を殺すより他に方法を見いだせなかったという点に注目すべきかもしれない。

すでにさまざまな角度から論評がなされているが、この事件は日本社会が抱える構造的な問題を示唆しているように思える。殺された息子はすでに中学2年の頃に母親を殴ったとネットに載せている。44歳に至るまでちんと就労していなかったようである。ネットの投稿を見る限りはっきりした精神病的なものは認めにくいが、社会性を持たずネット上でのみ他者と交流し、ゲームに浸り、家族には暴君のようにふるまっていたようである。

ある40過ぎた男がいる。彼はネットで珍しいCDをひたすら買い集める。それらを聴いて楽しむわけでもなく積み上げたままにし、欲しいCDを見つけるたび親に金をせびり、断られると暴力をふるう。両親の育て方が悪かったから自分は働かないと居直り、昼夜逆転の生活を送っている。ゲームをやりながらしばしば奇声を発するため、母親はいたたまれず、弟の家に避難する。父親は車の中で寝泊まりする。

彼は小さい頃、玉のようなかわいい男の子であった。祖母に溺愛され限りなく大事に育てられた。いつしか彼は、この家の王となっていた。しかし一歩外に出れば、彼を見下す強い奴がたくさんいる。中学2年の頃から学校へ行くことを渋りだし、いじめっ子に似た悪い奴をわずかな指の操作だけでやっつけられるゲームに打ち込みだした。さして骨を折ることなく英雄になれるゲームは、現実世界のルサンチマンを解消するのによいのだ。

ある日両親がゲームでの出費を制限すると言ったところ、殺すぞと暴れ、耐えかねて警察を呼んだ。警察は1時間もたって10人もの陣容で現れた。それだけ時間がたてば興奮は去っており、落ち着きはらって両親から虐待を受けてきたと言い張った。警察も彼の態度から、強制的保護要件を見いだせず帰ってしまった。その後、警察を呼んだことでまたひどく親を責め立て家のモノを壊した。

父親が一度、保健所に息子は病気ではないかと相談したところ、病院を紹介された。病院に行くと、本人を連れてこなければ判断できないと言われた。だが、本人をどうやって精神病院まで連れてゆけるというのだ。往診を頼んだところ、出向いても本人に会えるとは限らないとの理由で断られた。私は、この手の相談をたびたび受けるため、会いに行くことがある。ただ、何とか会えたとしても本人が治療を拒否すれば医療の枠に載せようもなく、時には出ていけと、玄関から追い払われることもある。

橋下元大阪府知事はネットで、もし元次官と同じ状況にあったら自分も同じようにすると言い、問題の解決の難しさに言及している。水を澄ませるには不純なものを澱《おり》として沈殿させるが、秩序とは本質的にそれと似た働きを備えている。日本の社会は、度を超えてその働きが強いように思える。元次官とその息子の悲劇はその度を超えた働きが生んだものではないか。澄みすぎる水に生き物は住みにくいのだけれども。

「茶色いバッタ」が減っている

クリニックには子供から大人までおびただしい数の心が落ち込んだ人々がやって来る。

20代の公務員は上司から一言「使えないね」と言われ、出勤できなくなった。聞いてもろくに教えてもらえなかったと彼は言う。しかし上司も忙しいから、もっと要領よく聞けと思っていたようである。

子供がSNS上でいじめられ不登校になったのは教師の対応が悪いせいだと、親に責められた若い女性教師は出勤できなくなった。子供はクラスメートから「嫌な奴だ」といったひどい言葉をSNSで送られたようだが、彼女が調査委員会を開かなかったことを非難されたという。

機械メーカーの課長はあるアジアの日系企業に設《しつら》えた機械の不具合を

責められた。機械は毎日調整を必要とする不安定さが生じていた。取り換えれば済むことだが、日本人の工場長はあくまでメーカーの社員が現地に常駐し、日々調整することを要求し、折り合おうとはしなかった。意地悪としか言いようがなかったが、他からも寄せられるさまざまなクレームに対応するうち、家でも緊張が解けず、酒浸りになり、休むようになった。

ある真面目な総務課の主任は、社員の勤務先や給与についての要望を会社に代わって交渉する立場で、社員たちの不満を直に受けることが多く、眠れぬ日が続いていた。ある日、電車で肩が触れた男に言い知れぬ怒りを感じた。男が電車を降りた時、彼が降りるべきではない駅に無意識のうちに降りてしまった。その時、男を追いかけホームから突き落とそうとする衝動にはたと気づき、我に返ったという。

こういったストレス状況は学校でも会社でも起こりうることで、避けては通れない。ただ、私のような戦後のどさくさの中で群れて育ったオールドボーイには、その多くが辛抱すれば何とかなりそうなのに、耐えきれない人が昔より多くなっているように思えてならない。

トノサマバッタには小ぶりで茶色いものと、大柄で優美な緑色のものがいる。違う種と思われていたがDNA上は変わらず、育った環境によって違いが生じるのである。餌の少ないところで群れて育つと小ぶりだが高く遠くまで飛翔できる茶色いバッタとなる。餌が豊富で群れずに育つと、大柄で美しく優美な緑のバッタとなるが飛翔力は弱く、高く飛べない。

さて、私もこれまで人並みにさまざまなストレスと戦ってきた。中学時代のクラスには、時に教師の胸倉まで摑み、番長風を吹かすやくざの息子、知的障害のある子の背中にバカと絵の具で描きつける情性を欠く子供、貧しい生徒を不潔なごみ扱いする神経質な女の子、その他の無関心派も含めて総勢60人いたが、教師は60人もの子供を一人で統治できるわけがないと諦めていたか、子供のほうを見ず、黒板のほうだけ向いて授業していた。なぜか私という学級委員は番長の暴走を抑止するため筋トレに励み、いじめっ子の牽制のためいじめられっ子の横に座るなどして苦心していたものである。

　大人になって30年も中間管理職をやり、似たようなことは多々あったが何とかやってこられた。私が心理的飛翔力の強い「茶色のバッタ」だったからだろう。飛翔とは逃げることではない。自分の立ち位置を能動的に変え、新しい局面を作り出すことである。そうした飛翔力を培う機能を日本社会は失っていやしないか。

他罰の風潮が生む冤罪

結婚式場で働く40過ぎの女性が沈んだ面持ちでやってくる。勤続15年のベテランで長らく新人の教育係を任されてきた。しかしある時、30歳くらいの新人女性に研修をしたところ、その新人がすぐに辞めると言い出した。彼女の指導が厳しすぎて到底ついていけないと彼女の上司にメールで訴えたのだという。

彼女は上司に呼ばれ、パワハラで訴えられかねないからと新人教育の役職を外された。今まで何のトラブルもなくやってきたことのどこが間違っていたのか。納得がいかなかったが、上司はもう時代は変わったのだと彼女に告げた。会社のため長年、真面目に努力してきたことへの評価の言葉もなかった。問題化を恐れる上司から注意を受けた彼女は自信を喪失し、ひどく落ち込み、うつ状態となった。

不本意でも会社を辞めるわけにはいかない。ずいぶん前に離婚しており、一人息子の教育費のため必死で働かざるを得ず、母親の介護を兄や妹に代わってやっている。その疲れから少々いら立っていたかもしれない、と彼女はいう。

ＰＣ関連の資格を持つ新人は、事務職に就くことを望んでいたが、彼女はまず、自分が新人だった時と同じように会場の整備やテーブルの配置、式に必要な小物の準備などについて指導した。そのことも新人女性には大きなストレスになったようだ。いったい、それを時代が変わったとは、どういうことだろうか。

こんな例もある。少し知的能力が低く、特別支援学級にいる6年生の男の子の親が突然、学校から呼び出された。女の子につきまとい猥褻行為をしようとしたので、今後は電車での登下校時に親が付き添うか、あるいはルートを変えるようにと言われたのである。

彼が帰りの電車に乗りこんだ時、電車はガラ空きで、座席の端に同じくらいの年ごろの女の子が座っていた。彼はその子の隣に座ったのである。空席だらけの電車であえて女の子の横に座ればあらぬ嫌疑をかけられる恐れはある。その女の子は彼の名札を見て記憶し、つきまとわれたと父親に報告したのである。

二つ先の駅で彼女は降り、彼はその後をつけたわけでもなかったが、父親は彼の通う学校の校長に「娘に彼を近づけるな」と強く抗議した。「猥褻行為をしようとした」という訴えは言いすぎだった可能性もあるが、学校は大した事実確認もせぬまま登下校時の付き添いを言い渡した。こっぴどく親に叱られた彼は以後部屋に引きこもり、学校に行こうとはしなくなった。

件の教育係の女性や支援学級の男の子が一方的に制裁を受けたのはお

かしくないだろうか。ある法律家に尋ねると、こちらが意図していなくても相手にそのように受け取られれば問題とされ得る、とのことだった。時代が変わったとは性善説から性悪説に人の理解が変わったということか。

外来には、うつに悩む人が多数やってくる。原因はさまざまだが、恋人に死なれた、ひどい災害に遭った、同級生に殴られた、というケースは少ない。ここに示した事例のように意図しないことで針小棒大に非難され、それを呑まざるを得ない状況が引き金になることが少なくない。深層心理学的に、うつ状態とは我慢が行きすぎ怒りを外に出せなくなった状態をいう。日本は平和や豊かさを謳歌してきたが、学校や職場では、性悪説に基づく他罰の風潮が吹き荒れている。その中で行きすぎた対応によって濡れ衣を着せられ、うつに陥る人も多いのだ。

人間よりも律儀だった「人食い鬼」

最近の京都アニメーション放火殺人や川崎の20人殺傷事件から、日本社会の光と闇の落差が広がっていると感じられないだろうか。犯人の突出した激しい殺意は、闇から現れる鬼の仕業と見える。だが、かつての日本の鬼たちはこれほどの殺意は抱いていなかった。鬼たちを育む闇の深さが今と昔では異なると思われるのだ。

例えば大江山の人食い鬼、酒呑童子《しゅてんどうじ》は、人は人を食わないと信じていた。ところが、源頼光の人が人肉を食うという鬼でもしないような横道に騙されて退治されてしまうのだ。あるいは安達ケ原の鬼婆も、まさか坊さんが約束を破るとは思わなかったがゆえに退治される。雪女も約束を守ると信じて結婚した夫の裏切りで子供と家を失い、去って行く。どこか物悲しくも、人よりはるかに律儀な存在であった。

かつて光と闇は相互に織りなす自然の現象で、闇はむしろ神聖な神をも宿すとも信じられていた。しかし今や化石エネルギーが作り出した明るすぎる照明の光とそれによってできる影は大きく乖離した。ひとたび闇に落ち込めば、そこから抜けることは難しく、より大いなる怒りを内在させた鬼と化すしかなくなっているように思える。

１００万人という夥しい数の引きこもりがなぜ生まれるのか考察する必要がある。彼らの多くも、今どきの闇に引きずり込まれた一人ではないか。日向へと導いてくれる薄明かりも見つからないほどに闇は深く、濁っている。

光の当たる世界は、そこから外れた者にとっては到達困難な高みに見えるものである。例えば、何らかの理由で学校に行けず、あるいは会社に行けなくなった人たちが再び学校や会社に戻ることは必ずしも容易ではない。フリースクール、リワーク（職場復帰のリハビリ）、作業所、就労支援事業など復帰のステップとなる仕組みはきめ細かく用意されているのに、それとて適応できない人々がたくさんいるのである。

今どき多くの子供が塾に通い、進学校を目指す。仮に合格できても、次の受験に向けてレースが繰り広げられる。皆が走り続けているため一度後れをとれば追いつくことが難しくなる。社会人になれば、満員電車で長い通勤に耐えうる体力が必要で、相当の学力を要する法手続きにも気を配りながら、業績を上げるべく睡眠を削って働き続ける。いずれうつ病になり、前線から去ることになるかもしれない。しかし、たとえ癒えたとしても同じ現場に戻ることは容易ではない。

私は今どきの高機能・高燃費社会が人の多様性を保証しているとは全く信じていない。むしろ便利さと効率の追求は、レールに乗らない想定外の事態に神経質となり、弱き者の排除へと向かう。決められたレベルに到達し、一定の条件を満たした者だけがゲートを通り、光の中に棲むことが許される。

どんな社会も勝ち組と負け組の格差を拡大する仕組みをある程度内包しているものである。しかし、一見平和で豊かな日本社会がむしろ深い格差の闇を抱えていると思えてならない。そこには勝ち得ない人々の大いなる怨念が渦巻く。ゲーム依存する若者の多くは、バトルロワイヤル風の殺戮ゲームに浸りやすい。一番多く殺した者が英雄になれるストーリーの中で人を殺して勝利を味わい、恨みを晴らしてゆく。今どきの人の恨みはさほどに大きいのかもしれない。酒呑童子は言う。「鬼は恨みで人は殺さない。恨みで殺すは人の行う横道である」と。

第5章
カオスからの使徒、コロナウイルス

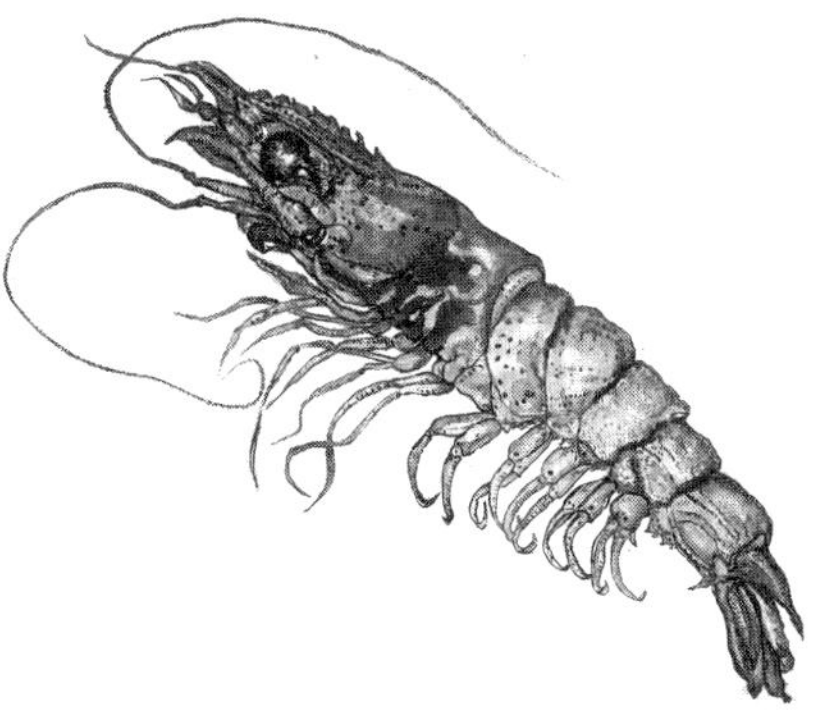

現実的交流のない「セル」の住人

記録的な暴風をもたらした15号台風で、私の家の反対側にあるアパートのステンレス製のごみ箱が道路の反対側まで吹っ飛んだ。むろんごみは散乱し、散らばった生ごみにカラスが群がった。しかし、アパートの住人は誰も片付けに現れない。

このごみ箱、風の通り道にすえられているにもかかわらず、風の対策が全くなされていないため、これまでにも、強風のたびに何度も道路に転がり出ていた。仕方なく、我が家人が片付ける羽目になるのだが、アパートの所有者は全くしない。

そこで、管理会社に言うと、我が家人があらかた片付けたあと、残りを一応、片付けにくる。が、一向、根本的風対策なるものはしない。また転ぶだろうと言っても、所有者が改善費用を出さないと言うので、できないと、慇懃《いんぎん》に突っぱねてくる。

所有者も管理会社（かなり有名な会社にもかかわらず、最初３階建てのアパートを建てるという写真を見せながら、建築承諾を求めてきて、実際には４階建てを建てたという、悪質性を有しているが）もさることながら、約20戸の賃貸アパートだが、そこに住む誰一人片付けに現れない。

そして、そ知らぬふりをして出かけてゆく。片付けは管理会社がやると思っているのだろうが、これまで何度もごみの散乱があったにもかかわらず、私の知る限り誰も片付けに現れなかった。

しかし、住人たちに公共精神が欠けていると決めつけるのは早計である。むしろ住人同士全く交流を持っていないと考えるべきであろう。うかつに手を出そうものなら、自分の出したごみでないものまで自分が捨てたごみと思われかねず、あるいは、すべてを一人で片付けねばならない羽目にもなりかねない、という恐れがあるのかもしれない。

　交流がないので、他の人間がどういう人種かがわからない。もしも、意地の悪い隣人であったら、他と違った目立つことをすると、自分というものが知られてしまい、時に恨みを買うかもしれない。ようするに、誰だかわからない隣人に自分のことを知られることで何かされるのでは、という恐れがあるのだろう。

　この心理を読者は不思議に思うであろうか。孤立した社会はわずらわしさからは解放されるかに見えるが、ひとたび狙われれば非常に弱いことは、昨今の事件を見れば容易に理解できよう。誰も守ってくれない。警察に言っても、実際に事が起こった後でしか動かない。

　それゆえにこそ人は自分のプライバシーが漏れることに神経質になる。プライバシーといっても知られて困るほどのものはそうそうない。むしろ知られることで狙われやすくなるといった恐れで人は過敏となっている。だから、アパートの住人が善人と考えるよりは悪人としておいて自分のことが漏れないようにしておくほうがより安全だと考える心理が働くのだ。

こうして過密だが離散的社会はますます、相互の交流を避け、孤立を深めて行く。ネットでの友達を作れるという人もいるだろう。しかし、ネットの友達はごみを拾いに来てくれないが、住人の中に交流する一組でもあれば、協力して片付けに当たることは容易である。

そういった機能をほとんどエネルギーなしでやってのけ、相互にかばいあえる仕組みをコミュニティーというのだが、コミュニティーはそのアパートだけでなく、日本社会から消滅してしまっている。そして、リアルな交流を有さないセルのような住まいの中に、京都アニメーション放火殺人事件の犯人のようなモンスターたちは知られることなく悠々と潜んでいるやもしれない。

「死にたい願望」に囚われる少女

死にたいと紙に書いて持ってくる17歳の少女がいる。両親は一流の大学を出ているという。高校は難しい進学校に合格したが、入ってすぐ学業についていけなくなったのか、遅刻が増え、登校しても教室にいかない「保健室登校」となった。ある日保健室で死にたいと書いた紙を教員に渡したため学校中が大騒動に陥った。

彼女のクラスは4階にある。飛び降りたりしないよう、担任以外に一人の教師を彼女の見張りにつけた。しかし、いつまでも見張っているわけにもいかず、医療機関にとなって私のところに来た。

死んではならないと言うのは簡単であるが、彼女にとってそれを言われることは、お前はダメなやつだとレッテルを貼られるのと同じ屈辱であるという。彼女のプライドはそれほどまでに高く、有名大学に入ることしか頭にないようだ。その望みを達成できそうにないと悲観したため死を選ぼうとしたのではないか。人生には無限の可能性があるもので、決して難関大学に入るだけが人生ではない、といった説得はこの場合あまり効果がない。

死にたい願望を持つ若者は肥大化したプライドを持っていることが多いが、実際には持たされているというのが正しい。由来は親や学校、メディアからである。高すぎるプライドは自らの進むべき道の選択肢を極度に狭めてしまう。なぜもっと柔軟に考えられないのだろうか。

記憶には、体験を伴わない書物や教育、メディアを通じて得られる「陳述記憶」と体験（必ず身体運動を伴う）に基づく「手続き記憶」とに大きく分かれる。このうち陳述記憶には、あまりにしっかり埋め込まれると新しい知識をはねつけるという厄介な性質がある。学業やネット情報などリアルな体験に基づかない知識で脳内が凝り固まると、新しい情報を受け付けず、本人に自覚のないまま肥大化して、現実離れした考えを起こしやすくなる。

最近、自殺は全年齢では減少しているが、2017年の厚生労働省の統計によれば小中高生の自殺率は増加している。いじめが直接の原因とされるのは全体の2パーセント程度であり、自殺率の増加にいじめが関係しているわけでもなさそうだ。むしろ最近の子供たちの運動能力の低下と相関しているのではないかと思えるのである。

子供たちに重度の近視が増えているのは外で遊ぶ機会が減ったせいだと眼科医は言うが、希死念慮《きしねんりょ》の増加もまた、太陽の下で身体を動かして遊ぶことが減ったせいであると私は考える。生身の体験によってしか凝り固まった知識をほぐすことはできない。しかし、死にたいと訴える患者のほとんどは農業のようなアウトドアでのこまめな運動を好まない傾向がある。

多くの精神の病は、他の生き物より余分な脳を持ったがため脳と身体が乖離を起こすことによって発生する。それは身体体験による裏付けのない非現実的な考えに囚われやすくなるということでもある。

１日10時間もゲームばかりやっている少年が、日本の馬がフランスの凱旋門賞で1着になったら死んでもいいと真顔で言った。日本の馬が勝とうが負けようが、君の人生に関係ないだろうと言うと、それでも構わないと答える。こういう唐突な結びつけも、脳と身体の乖離がもたらしたものであろう。乖離はしばしば不安をもたらし、容易に死の衝動にも結びつく。自然と一体となった運動こそが、その乖離を解消しうるはずである。

ネット依存では多様性を捉えきれない

　登校を渋る子供たちの多くが、クラスの仲間のいる教室に入るのが苦痛であるという。同じ宿題、同じ試験問題で出来不出来による差別化が起こる。同じ年齢を一律に集めると成績順が歴然としやすく、クラスの仲間は友達である以前に競争相手となってしまうのだ。

　アメリカには例えば1年生から6年生までを一つにまとめた縦割りクラスで教育する学校がある。そうした環境では子供たち相互の関係がパターン化せず、より多様になる。上級生は自ずと下級生の粗暴な行為を抑止し、弱い子供を保護しようとするため不登校やいじめは起きにくい。1軍、2軍、3軍カーストといった格付けをしあう「スクールカースト」も生じにくいだろう。

以前にも述べたが、ある大学の非常勤講師として介護系資格を取得するための講座を受け持った。実に教えやすいクラスであった。通信教育で高卒資格を得た不登校気味の生徒や、失職し第二の人生を始めようと社会人枠で通う中年の男、風俗で働くシングルマザー、夜の仕事でダメな亭主を支える主婦――。教室では多様な経歴をもつ人々が互いに協力しあう光景が常にあった。若い学生は社会人のクラスメートから教科書では学べない人生のリアルな経験を教わっていた。出席率は高く、同年代だけ集めたほかの授業にある私語も、ほとんどなかった。そこにはにわかづくりとはいえ、多様な生き方を学習できる、豊かなコミュニティーができていたと思われる。

不登校に陥りやすい子供たちは、多様な価値観が許容されるコミュニティー経験に乏しいことが多い。平等を掲げ、均一を是とする価値観を押し付けられると、どうしていいかわからなくなりやすい。適応の程度によって序列化されることを嫌い、引きこもるようになる。ネットは窮屈な現実に辟易する子供たちの前に開けたいわば別天地である。ネットやゲームのコミュニティーにひとたび入り込めば、いかような生き方も許される自由があり、常に主人公であり続けられる楽園が広がる。労せずして脳の快楽中枢を満足させうるのである。しかし、そこは多様性に富むように見えて、パターン化された関係の繰り返しの世界でしかないことに思い至らない。

ネットの情報はほぼ視覚情報に特化しているが、人の視覚はたった4個しかない受容体の組み合わせで情報を認識する。その単純さゆえ、簡単に人をわかった気にさせてしまう。しかし、視覚は自然の一部としての人間の営みを表面的にしか把握できない。いまだファジーさをAIが取り扱えないことからもわかるように、ネットはファジーさを本質とする自然の把握にさほど有効な手段ではないのである。

実は鳥類を除くほとんどの動物は視覚以外の感覚で世界を把握している。例えばネットが苦手とする嗅覚情報は、人間で400、象に至っては2000もの受容体の組み合わせで把握される（東原和成東大教授）。それによって認識される世界は、視覚だけで感じ取る世界よりはるかに豊かで奥深いはずである。息子の顔を認識できない認知症の老人でも匂いには正しく反応することはよく知られている。実際、人と人との触れ合うコミュニティーはさまざまな匂いに満ち（ほとんど無意識だが）、それが相互の深いつながりを生んでいる。電気信号でしか結ばれないネットの世界は本当の自然からほど遠く、貧しい。ネットから子供たちを取り戻さねばならない。

『生物都市』が物語るＡＩの恐怖

幻想と怪奇を主題とした作風の諸星大二郎という漫画家がいる。その作品の中に『生物都市』という恐ろしい漫画があった。機械文明が発達したある日、宇宙船がイオという星から持ち帰った、生物を機械に同化させるよう働く感染物質のおかげで、機械に触れた人間が機械に吸い込まれ同化してしまうという作品である。同化すると同時に個という存在はなくなり、意識も思考も一体化して、単一の巨大な機械生物となる。ただ機械や金属に一切触れなかったものだけが同化を免れる。

この正月、ＡＩを特集したテレビ番組を見ていて、私はこの漫画を思い出した。ＡＩベンチャーの経営者やＩＴの専門家がＡＩの未来を熱く語っているのだが、彼らのオフィスは喫茶店風であったり、ホテル風であったり、自宅であったり、いろいろな環境の違いがあるにしても、どこであろうと人々はPCを前にして座っていた。そのような風景が、機械に同化してゆくテーマの漫画を思い出させたのである。

彼らはPCを操っているというより、むしろPCにつながれ使われていて、PCという機械に同化させられていくように見えたのである。実際、すでにどこかの国で始まっているようにITで人間を管理する社会では、人間は機械に同化させられる運命を辿るのではないか。AIがより高度化するにつれ、顔写真だけでなく身体データも管理され、誰の体にもチップを埋め込むことが義務化されるといったことが起こるやもしれない。個々の意識や考え方も、ネットに流れる情報の操作によって管理されてゆくのではないか。

そもそも機械は必ず事前に作られたプログラムによって立ち上げられ、その枠から出ることはできない。こういう存在を決定論的仕組みと言い、ディープラーニングをしても自らのシステムを変えることはできない。決定論的仕組みでは構造がダイナミックに変換することはないのだ。

一方、人間を含め生物にプログラムはない。よくＤＮＡが設計図と誤解されるが、決定論的仕組みのプログラムとは全く異なる。生き物はさまざまな要素が絡み合う流れの中にプログラムなしに立ち上げられる渦のようなものである。こういう存在を散逸系《さんいつけい》といい、一瞬たりとも同じ要素でできてはいない。それは裏返せば、ダイナミズムを封じられることで、本来の機能を失いやすいということを意味している。

人は知らず知らずにＩＴに同化することで、自ら生き物としてのダイナミズムを放棄しつつあるように思える。実際、私のところに来るかなりの人々がＰＣに終日へばりつく仕事をしている。それは精神のダイナミズムを失い、うつ状態を引き起こす要因の一つなのではないか。今の世は、ＩＴだけでなくさまざまな道具や機械による便利さが、人間の生き物としてのダイナミズムを失わせるように働いている。

電子カルテにより医師は患者の表情を見なくなり、ナースはステーションのＰＣで記録づくりに精を出し、患者のそばに行く時間を減らしている。やはり医療もシステム化が進み、一つとして同じもののない生き物を機械で管理しようとしている。そして、減るはずの紙が増え続けている（昔はシュレッダーなどいらなかった）。しかしいまさらＩＴはやめられない。世界はＩＴに侵食されつつあるのだ。それを防ぐのは容易ではないが、そのヒントは次回語ることにしたい。

「パニック障害」急増の主因

良い歌は数知れずだが、好きな歌を三つ挙げよと言われたら「ゴンドラの唄」（誰が歌ってもよい）、「矢切の渡し」（ちあきなおみが歌うに限る）、そして森山直太朗の「さくら」と答える。これらの歌は、時間の流れをまるで目に浮かぶように感じさせてくれるように思え、それが胸を打つ。

前回、人間とＰＣは成り立ちからして全く違うと述べた。つまびらかに言えば、人には固有の時間の流れがあり、それが人の仕業と切り離せないが、ＰＣには固有の時間の流れはない。ＰＣの時計は分離でき、挿《す》げ替えることもできる。一方、自然はその本質に時間を内在している。前回述べた決定論的仕組みとは、時間軸を外して作られた機械のような人工物を指している。機械は道具として使うことはあり得ても、人間と一体となり得るはずはない。しかし、機械であるＡＩが人間の代わりになるような喧伝がなされている。

パニック障害という病がある。最近とみに増えている。この病はある人工的な場に遭遇した時、突然、心臓が動悸しだし、冷や汗をかき、そのうち死ぬのではないかという不安に打ちのめされ、身体が言うことを聞かなくなる、といった現象である。パニックが起こる状況やきっかけは人によって異なるが、たいていは、にわかに逃げ出せない場所にいると思ってしまった時に起きる。例えば電車に乗った時とか、バスに乗った時、あるいは飛行機に乗った時、高速道路で渋滞に遭った時など。何事も遜色なくこなしてきた人が、ほんの些細なことで文字通りパニックを起こすのである。

この病、主として脳の中の危機を察知するセンサー（扁桃体）と、過去のデータから危機の度合いを判定し行動の指針を作る部署（海馬）とのバランスの悪さが主因とされている。つまり、大したことでもないことに、大事件が起きたのと同じような不安を募らせてしまい、体中が大騒動になってしまう突発性の病である。

そもそも自然の中には電車も飛行機も存在しない。自然の一部である人の身体からすれば、どちらも恐ろしく異質で、怪しげなものである。それは、野生の生き物を電車や飛行機に乗せてみればすぐにわかる。たちまちパニックを起こす。車に乗せても犬が慌てないのは人間が教え込んだからであり、人間が慌てないのは、脳が慌てるなと言うからである。しかし身体のほうは、自然が培った危機意識が残っているから、脳の言うことにすべて納得するとは限らず、自然にはあり得ない人工物に遭遇することで、身体のほうから強い不安が引き出され、パニック発作を起こすと考えられる。

実際、パニック発作は精神の病ではなく身体の病として定義されている。ＩＴという人工物は巨大な生産性と人の振る舞いに模した働きによって、人々の感覚を痺《しび》れさせている。つまり人に固有の時間を封じ、機械の時間に取り込み始めている。人が生物としての時間を失い、機械に同化してゆくということである。そのことへの不安からパニック障害は生まれるのかもしれない。

ＩＴに携わる人々にこの病は少なくない。もはや自然は遠く、ディスプレイの中には華やかだが時間のない造花のような人工物の世界が繰り広げられ始めている。良き歌は生きた花のように、時の流れの愛しさと悲しみを表す。せめて、そのような歌に浸り、痺れた己の心に自然を少しでも取り戻そう。

自然の「結界」を破った人類

私たちは目下、新型コロナウイルスというカオスが放った使徒と戦っている。

カオスとは自然の一つの側面である予測不能の世界をいい、形や構造の生じぬ、死の予感をさせるところのものである。自然はしかし生きとし生けるものを生み出す場も有している。そこをカオスの縁といい、免疫のような境界の働きでカオスと対峙しながら生けるものを生み出す場である。人類もまたそこに生まれそこに住まうべき存在である。

しかし、カオスの縁は刻刻変化しそこに住まうことは容易ではない。ある時から、人類は過剰ともいえる豊かさを手に入れ、いつの間にか、どこかにより心地良い場があると錯覚し始めた。それは、知らず、カオスの縁からカオスの中に落ち込み始めているのではないか。コロナウイルスはそのことへの自然からの警告なのではないか。

結局のところ、この疫病に収束をもたらすのは免疫力であろう。ここでいう免疫力とは人個々の免疫力だけでなく、文明自体の免疫力をもいう。人類は豊かさと引き換えに、この二つの免疫力を失いつつあるのではないか。

人の免疫力は、身体と外なる自然とのダイナミックな交流を通して形作られる。したがって、外なる自然から切り離し、文明というオブラートで包むことでは強化は難しい。温暖化もいとわず、効率化と快適さを求め、表面的な自然との調和をうたいつつ、実際は人と自然との乖離は広がり、人の免疫力は下がりだしている。ただ、文明が生んだ科学というスキルが免疫力の肩代わりになると思い込みだしている。

しかし、その頼みの文明はコロナの侵入を防ぐ境界としては全く働かず、むしろコロナウイルスの拡散を加速した。地球の裏側に一日で行くためには、ハイテクを駆使した情報手段と航空機が必要であるが、それは自然が設けた海や山という境界を飛び越えるということである。コロナはそれに乗じた。あたかも文明がコロナのために、自然の境界を破っておいたとすら見えよう。

仏教や神道には結界という言葉がある。結界とは、聖なる場所と魑魅《ちみ》魍魎《もうりょう》が跳梁する世界を分かつ境界のようなもので、半端な心掛けで、みだりに破ってはならぬものである。すなわち、自然には破ってはならない境界「結界」なるものがあることを意味してもいる。例えば、共食いを禁ずるような働きもその一つである。

しかし、人間は、さばいて残った牛の骨を粉末にして、牛の餌に混ぜるとミルクの出がよくなるという、効率重視の考えで、草食動物の牛に自分の仲間を食わせるという共食いをさせた。おかげで、自然には起こらない狂牛病を蔓延させた。これも自然が設けている「結界」を破ったことが原因である。エイズもアフリカのローカルな風土病が、アフリカ大陸を縦横に走る道路により、ジャングルや森という境界「結界」が破られたことにより、蔓延したとされている（日本のゼネコンも道路づくりに関与していたとされるが、過激派もこの道路を使って出没し、殺戮を重ねている）。

ある90過ぎた女性がいた。彼女は山奥の急斜面にできた段々畑で野菜を作っている。耕すに機械は使えない。ひたすら、手足を動かし、日が昇ったら起き、沈んだら眠る。夫は20年前に亡くなり、子供は都会に出て戻らず、腰は曲がってはいる。しかし、彼女の免疫力は強靭で、認知症にもならず、これまで一度も死にたいと思ったこともない。彼女は確かにカオスの縁を生きている。

齢73歳「布製マスク作り」の教訓

コロナウイルスの恐ろしさは、感染しても発症させないことで別の個体と接触しやすくし、己を運ぶ個体を乗り換え増殖してゆく、いわゆる健康保菌者を作り出すところにある。発症すれば個体は隔離され、己が他に移れるチャンスは遠のくし、個体をすぐ殺してしまえば己も死ぬ。ウイルスが乗り移ったことを個体に気づかせず、動き回らせることで増殖してゆく。

ほかの数々のウイルスも取っている生存戦略だが、インターネットにもその特性を真似たかのようなウイルスが存在する。実際はウイルスなのだが、そうでないよう見せかけたコードを電子情報に忍び込ませ、ネットの中の壁を通り抜けてゆくタイプのものである。

こうしたウイルスからの防衛はネットにおいても困難を極め、それは同時に自然界におけるコロナウイルスの戦略の巧妙さを物語っている。家畜のインフルエンザのように誰もが保菌者とみなして隔離し、先手を打つわけにもいかない。人と人との交流を何とか保証し、しかも安価に、不完全ではあるが達成しうるツールは素朴なマスクである。

コロナの蔓延で困ったことの一つにマスクの不足がある。とりわけ病院にマスクが届かないのは深刻である。パニック障害で私の外来に通う中堅の総合病院のナースは、この3月末の受診日、よれよれの紙マスクを着けていた。勤務先の病院からは10日に1枚しかマスクが支給されず、毎晩洗って使っているのだという。実際、私のクリニックにおいでも職員に配れるマスクの在庫はひと月と持たないくらいとなっていた。医療用品を扱うメーカーに問い合わせても、入荷していないという返事だった。10倍の値段で売り出されているのを通販サイトで見つけ出して注文したが、商品が送られてくることはなかった。

そこで、私は布マスクを自前で作ることを決め、ミシンとアイロンを購入することにした。しかし私を困惑させたのは、中堅より若い職員にミシンを使える者が一人もいなかったせいか、ミシンを買うという私の提案に賛同が少なかったことである。それでもあえて買ってはみたものの、仕様書を読んでミシンを使えるようになるようにと、私から言おうものなら労働争議に発展しかねなかった。幸い一度退役して再就職してきた事務の女性が一日で20個のマスクを作って持ってきてくれたため一安心できたが、さらに妻の知人の高齢の女性も布製マスクを作って送ってくれた。統合失調症の子供と共に外来に通う60過ぎの女性も手作りのマスクを分けてくれた。

そんな中、私もマスク作りに挑戦して製作に成功し、私でもその気になれば作れることを証明できた。押し入れにしまってあったぼろの切れ端でも作れるし、さまざまなデザインも可能であり、その自由度の大きさは驚くべきである。コンピューター制御による複雑な模様ができるような高価なミシンは必要なく、むしろ単純で古典的なタイプのミシンのほうが使うに容易である。

手作りの布マスクの性能は、市販の紙マスクよりウイルスの浸透防御には劣るが、飛散防止は遜色ない。さらに、覆える面積が自在に広くとれ、何より洗えば何度でも使える。コロナはもっぱら老人にとっての脅威であるが、年寄りの考えや古いやり口を甘く見るなかれ。コロナとの「戦い」においては年寄りの作った小さな薄い布製のマスクが、科学の粋を集めて作ったミサイルより有効であるのは明白である。

集団は「見えざる免疫」を生む

新型コロナウイルス蔓延への対策が人と人との接触をできるだけ減らす以外にないとしたら、人と人との距離が近い都市は最も危ない場所になる。しかし、各国の都市部に感染爆発をもたらしているのは、ただ過密さだけなのだろうか。

15年ほど前にベトナムのハノイとホーチミン、そしてニューヨークの精神医療の視察に出かけた。いずれも人が密集する都市だが、庶民の生活スタイルはかなり異なっていた。当時のホーチミン市では、食事やお茶の時間になると家族や近所の人たちが家の外でテーブルを囲んでいた。バイクに5人もの人がしがみつきながら乗っていることが珍しくなく、交差点に流れ込んだバイク集団のどれが先頭を通るかは信号によらず流れの勢いが決め、案外事故がなかった光景を見た覚えがある。一方、ニューヨークでは普通の民家であっても玄関が簡単に開かれることはなく、閉めたままでのチェックがあり、政府機関でもない小さな福祉関係の建物に入る時でも必ず金属探知機を通らねばならなかった。人と人との関係は情緒的なものを排除して成立しているように思われた。

こうした事情は15年を経た今も大きく変わっていないはずである。一言でいえばベトナムにはなお密なコミュニティーが社会の基盤として存在しており、ニューヨークのそれは希薄であることが、コロナ対策の効果の違いにも影響しているように思えるのである。

今や人が直接触れ合うのは最も避けるべき行為とされ、ネットでの交流が推奨されている。当面は致し方ないとしても、密なコミュニティーそれ自体はウイルス蔓延を助長しているとは言えず、むしろその逆の作用も大きいのではないか。

コミュニティーとは、地域におけるご近所付き合いのように一定のルールや情緒的な信頼関係によって結ばれた社会をいい、ベトナムの都市にはそれが色濃くある。しかしニューヨークは密集地でありながら、人と人との距離は遠い離散的社会である。人々は困難に際しても行政からの助けしかあてにできず、それも十分とはなり得ない。

2020年5月6日の読売新聞で、感染の制圧を見通せないニューヨークと裏腹にベトナムでは感染者が271人しかおらず、ほぼ制圧に成功しているとあった。それが一党独裁による強権支配のお蔭であるとの意見に私は与《くみ》しない。もともとベトナムは元の大軍を打ち払い、フランスやアメリカを追い出すなど、長い歴史上大きな敗北を経験していない。緻密で勤勉な民族性によると、神戸大名誉教授の中井久夫氏が言っていた。人と人との情緒的信頼で結びつく社会構造こそが、その民族性を育んできたと思われる。社会の一員のわずかな変化もとらえ、対応できる強さの根源になっているのだろう。

1匹の毛虫を殺せる殺虫剤を10倍にして、10匹寄り集まった毛虫にかけてもほとんど死なない。群れを成す生き物には普通にみられる現象で人間も例外ではない。集団は見えざる免疫を生むのである。

人を見たらコロナと思えと、あるお笑い芸人が言ったという。こういう他者を初めから疑ってかかるセリフは、相互信頼で成り立つコミュニティーでは決して生まれてこない。政治家は言う。行政の力には限界があり、一人一人の心掛けが必要であると。その心掛けは、今や日本で失われつつめるコミュニティーによってしか育むことはできない。

おわりに

コロナは事実上、全世界の人々を人質にとった。人は逃げるに逃げられない。この不安な状況は、ある種の精神病に陥った人々が感じる不安と同質のものである。ひとたび精神の病に囚われれば、逃げ出そうともがいても簡単には逃げ出せない。その苦しみは名状し難いほどのものであるが、同じように私たちはコロナがもたらす不安から逃げ出すことは決してできない。

おそらくこの不安を最終的に克服するにはコロナに対する免疫を人類が獲得する以外ないかもしれない。実際、この短期間で精神を病むに至った人も少なくない。ただタフに耐えている人もいて、この耐えている人々にはある種の精神的免疫力があるように感じられるのである。

このウイルスが厄介なのは、人々の触れ合いを遮ろうとするところにある。蔓延を防ぐために人と人との関係が密となることを避けねばならないとされているが、人類はこれまで高い密度で群れることでさまざまな困難に打ち勝ち、地上に繁栄し得たのである。

オンラインでの交流が一定の意味と役割を持つことはあっても、結局、人は人との直接の触れ合いなくして存続し得ない。カオス理論においては、新しい事象が生じるためには常に要素間の密度が必要とされているが、私の人生経験からも同じようなことが言える。生きていくのに必要な力や困難に対する免疫力は生後間もない頃の過密な環境で得たと思われるのである。

私は業種柄、多彩な境遇の人と対面しなくてはならない。ただ薬を出せば済むとはゆかず、一歩踏み込んだ関係を作らねば良い治療効果は得られない。例えば、かなりの緊張を持って臨まねばならない患者がいる。

巧みに私を巻き込み、何かの利益につなげようとする患者や、怪しげな世界と接点のある患者もいる。もちろん私をほっとさせ、それとなくエネルギーを分けてくれる患者もいる。相当の気遣いとエネルギーを要する仕事であるが、40年以上も続けられているのは、学校教育の賜物でもなければ、人生について書かれた書物のおかげでもない。

私は幼少期、上野アメ横の近くに住んでいた。アメ横が私の遊び場であった。そこは恐ろしく過密で、実に多彩な人たちがいた。外国人、アル中、薬中、博打打ち、風俗関係者。その人たちと同じ銭湯で、上がり湯のない泥水のような湯につかり、便のこびりついた同じトイレを使い、何でできているかわからない駄菓子をほおばっていた。

それこそカオスのような世界で、家々は密集していたが、窓は開けっぱなしですこぶる風通しがよく、私も友人宅の2階から隣の家に屋根伝いで移るようなことをしていたが、誰にも文句を言われることはなかった。外国のある都市の過密なスラムに似ていなくもなかったが、疫病が蔓延したという話は聞いたことがなく、祭りのような一体感がいつもあった。40年以上も私を支えてくれている精神的・身体的免疫力は、このエネルギッシュな街に住んだ時期に培われたものと信じている。

コロナを世界中に運んだのは風でも鳥でもなく、人の作った飛行機だった。コロナの蔓延は便利さや快適さを求めた人の仕業ともいえる。人の仕業には毒があると肝に銘じ、今しばらくは耐えねばならないが、ポストコロナのあるべき姿とは、己が仕業を自然の神に謝するため人々が集える祭りの復活ではないか。

このエッセイ集は経済誌ファクタに連載されたものである。仕事柄題材がどうしても社会の陰の部分に偏り暗くなりやすい。そうならぬよう、娘である荒川智子、そして、妻照子の助言を得ながら書き進めた。少しでも読者の心を和らげるところがあるとすれば、2人に負うところが大きい。また、この連載を支えてくれた、ファクタ編集人宮嶋巌様、和田紀央様に感謝します。出版の困難な時代、それを請け負っていただいた、プレジデント社の長坂喜昭社長、桂木栄一書籍編集部長、コギトスム千崎研司様に感謝申し上げます。なお、本文中の章扉の絵は妻照子のものである。

初出：月刊『ＦＡＣＴＡ』（ファクタ出版）連載
「病める世相の心療内科」２０１７年２月号〜２０２０年７月号

＊本書で取り上げた事例はモデルに配慮し、場面や内容を一部脚色してあります。

遠山高史（とおやま・たかし）

１９４６年、新潟県上越市に生まれる。すぐに東京に移り、そこで成育する。千葉大学医学部在学中に、第12回千葉文学賞受賞。大学卒業後は精神病院勤務を続け、１９８５年より精神科救急医療の仕組みづくりに参加。自治体病院に勤務し、２００５年より同病院の管理者となる。２０１２年、医療功労賞受賞。２０１７年、瑞宝小綬章受章。自治体病院退職後、２０１４年に桜並木心療医院を開設。現在も診療を続けている。46年以上にわたり臨床現場に携わり、その経験を生かし、雑誌『ＦＡＣＴＡ』（ファクタ出版）にエッセイを連載中。著書に『微かなる響きを聞く者たち』（宝島社）、『ビジネスマンの精神病棟』（ＪＩＣＣ出版局。のち、ちくま文庫）、『医者がすすめる不養生』（新潮社）など多数。千葉県市原市で農場を営み、時々油絵も描いている。

シン・サラリーマンの心療内科

心が折れた人はどう立ち直るか

2020年9月11日　第1刷発行

著　者　遠山高史
発行者　長坂嘉昭
発行所　株式会社プレジデント社
〒102-8641 東京都千代田区平河町2-16-1
平河町森タワー 13F
https://www.president.co.jp　https://presidentstore.jp/
電話　編集(03) 3237-3732
　　　販売(03) 3237-3731

編　集　桂木栄一
編集協力　千﨑研司(コギトスム)
販　売　高橋 徹　川井田美景　森田 巌　末吉秀樹
装　丁　秦 浩司
制　作　佐藤隆司
印刷・製本　凸版印刷株式会社

ISBN878-4-8334-2381-6
Printed in Japan